発達性
トラウマ症の
臨床

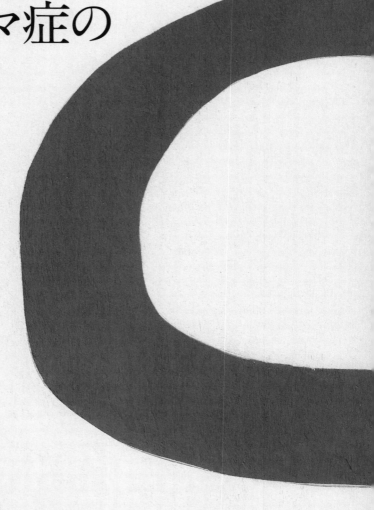

金剛出版

Sugiyama Toshiro

杉山登志郎

はじめに

　本書は、年号が平成から令和になって以後に、筆者が様々なところに書いた論文を集め、一冊の本としてまとめたものである。

　本書に書かれた大きなテーマは2つである。1つ目は、重症のトラウマへの治療。子ども虐待によって生じる発達性トラウマ症ならびに、診断基準がようやく確定した複雑性PTSDの親子（これは子どもが前者、親が後者という組み合わせになる）への家族併行治療の実践報告であり、筆者がこの10年あまりをかけて開発してきた簡易型トラウマ処理、TSプロトコールを用いた治療である。Ⅱ型トラウマ（16頁）の臨床は、たとえば多重人格への治療が必要になるなど、通常の精神科臨床とは非常に異なった展開や独特の要素が多彩に認められる。様々な精神科疾患の診断基準を満たすため、まさに誤診の山であり、この領域への治療実践はわが国においてはいまだ未開拓の部分が大きく、臨床の現場で苦闘されている方々に参考になるのではないかと思う。

　2つ目は、精神科の診断をめぐる混乱である。DSMに代表されるカテゴリー診断全盛の中で様々な弊害が目につくようになった。そだちの臨床において、とりわけ神経発達症をめぐる精神科臨床においてその弊害が特に著しいと、筆者には感じられる。本来は暫定的な仮説とでもいうべき精神科の診断が、あたかも実態があるもののように一人歩きしている現状があり、それが精神科臨床のみならず、たとえば教育にも大きな混乱を引き起こしていると見える。もちろん診断をめぐる問題は、1つ目のトラウマ臨床にも大きく関わってくる。DSM診断で神経発達症と診断されるのに、神経発達症への治療を行ってもまったく改善しない事例がしばしば認められている。言うまでもなく、トラウマを基盤とする発達性トラウマ症の子どもや、時として大人である。このような場合、ともかくトラウマ処理という特殊な心理治療の実践が最優先になる。Ⅱ型トラウマによって引き起こされるフラッシュバッ

表0　過去3年間の子ども虐待対応件数と子どもの出生数

西暦（令和）年	2020（令和2）	2021（令和3）	2022（令和4）
子ども虐待対応件数（件）	205,029	207,658	219,170
年間出生数（人）	840,835	811,604	770,742

クの治療をまず実施しないと、何が問題なのかまったく見えてこないからである。

　この2つの大きな括りで、本書は論文を並べている。

　重複する部分については、極力整理したが、それでも同じような議論が重なる部分があることについて、ご寛容をお願いしたい。

　1つだけ、大事な問題について、本書をまとめている時点（2024年3月）での資料を提示しておきたい。それは子ども虐待をめぐる統計資料である。本書に収録した論文が書かれた数年の間にも、子ども虐待をめぐる数字は伸び続けたからである。子ども虐待の対応件数は、わが国において数年にわたり年間20万件を越えていた（2020〜2022年）。わが国の年間出生数は同じ時期において、年間80万人前後であった（表0）。

　さて、この対応件数があまり正確な統計ではないことをご存じだろうか。1人の子どもが、同じ年に、2回通報を受けて2回対応をした時、これを1とカウントするか2とカウントするか、これが児童相談所ごとに、統一されていなかったのである。さらに児童相談所によっては、子ども虐待の通報受理と処遇とそれぞれ1と数え、つまり対応件数として1人の子どもの一連の対応を2とカウントしているところもある。この数え方が同じ地域の児童相談所でも、児童相談所ごとにバラバラであったりしている。筆者は、基本統計がこんなものでは困るのではないかと10年以上前からあれこれ抗議を続けてきたが、改善されたという気配がない。ただし実数は、対応件数の半数と数えても10万件であり、年間出生数の1割をはるかに超えている。かくして、この10年あまり、幼稚園、学校、児童クラブなど、子どものどの現場においても、被虐待児に出会わないことはないという状況がすでに起きている。

　令和が始まり5年が経過したに過ぎないが、この間にCovid-19のパンデ

ミックがあり、ウクライナ戦争があり、世界全体が新たな希望や展望を失っているように見える。時代は世界レベルで新たなエポックに入っている。子どものこころの臨床も、衣替えが必要な時期がすでに来ている。

　先に述べたように、本書は論文を集積して出来上がっているので、それぞれの章は独立した論文になっている。どの章からお読みいただいてもよい。

　2024 年 3 月

杉山登志郎

CONTENTS

第 Ⅰ 部

発達性トラウマ症と
その臨床

第1章

トラウマ処理を学び
臨床を拡げよう
——総論にかえて

今日のわが国の臨床とトラウマ処理

　トラウマ処理は、フラッシュバック治療のための、特殊な精神療法の総称である（杉山，2019a）。

　今日、トラウマを中核とする病態は非常に多く、発達障害と診断される子ども虐待症例、発達性トラウマ症（van der Kolk, 2005）の子どもたちによく遭遇する。成人において、ICD-11 において登場した複雑性 PTSD（C-PTSD）は、多くの難治性の精神疾患に絡むキーワードとなりつつある。長期反復性トラウマの終着駅であり、子ども虐待の親の側がこの診断になることが少なくない。その一方で、長期反復性トラウマ以外の、トラウマを中核とする諸問題、いじめ、友人関係の離齬、様々な災害の被害、COVID-19 によるパンデミックなどなど、いわゆる小トラと呼ばれる事象も多く認められる。

　トラウマを中核とする病態の場合、フラッシュバックの治療が必要になる。一般的な精神療法による対応では後述するように、悪化を引き起こすことが少なくない。それゆえトラウマ処理という特殊な治療技法が必要とされるのである。しかしわが国の臨床において、トラウマ処理は十分に普及したとは言いがたい。その理由を考えてみると、トラウマ臨床が、通常の臨床と異なる要素があることに加え、経験を積んだ臨床家であれば直面したことがある、解除反応を起こす可能性に対する怖さがあるためではないかと考えられる。

トラウマ処理に代わり、これらの症例に対し、抗うつ薬や抗精神病薬の処方による治療が一般化している。しかしながらこれらの薬物の有効性の知見はPTSDに対するものであり（Forbes et al., 2020）、C-PTSDへの有効性は確認されていないことに注意してほしい（Coventry et al., 2020）。抗うつ薬は本人の側の症状をいくらか改善するかに見える。ところが強い気分変動を引き起こし、周囲への被害（特に親の側の場合、子どもへの加害が生じることがきわめて多い）を引き起こし、さらに気分が下がったときは希死念慮が高まり、自殺企図が生じる。高容量の抗精神病薬の服用によって、ぼうっとなって一見問題行動は治まったかに見える。しかし減薬をすれば再び、全く同一の症状が逆回しのフィルムを見るように再現され、何ら進展は得られないのである（杉山，2021c）。

　トラウマ処理を実行するにはメンターが必要という意見もあるが、安全にトラウマ処理を実行できれば臨床が大変に拡がることは疑いない。筆者はこの10年あまり、安全で誰でも実行が可能な簡易型トラウマ処理技法、TSプロトコール（杉山，2021c）の開発に取り組んできた。この小論では、トラウマが引き起こす様々な病態にふれ、簡易型トラウマ処理技法を用いた治療的な対応について紹介する。

長期反復性トラウマの臨床像

　単回性のトラウマと長期反復性のトラウマでは全く異なる病態が生じることがすでにテア（Terr, 1991）によって30年前に報告されていた。Terr Ⅰ型とは単回性の生存を脅かされる怖い体験である。大震災、犯罪被害、交通事故被害などが含まれ、トラウマに晒された後、体が戦闘モードになって、興奮、不眠（過覚醒）が生じる。徐々に安心が戻ってきて緊張が下がり、眠れるようになるが、些細な引き金で再体験が生じ（フラッシュバック）、フラッシュバック自体が非常に辛いため、思い起こさせるものを避けるようになる（回避）。事件から2ヵ月以上経っても安心が戻らず、過覚醒、フラッシュバック、回避の3症状が続くものが心的外傷後ストレス障害（PTSD）である。一方Ⅱ型は、長年にわたって繰り返される大変に怖い辛い体験である。長期間の

戦闘体験や強制収容所の体験も含まれるが、なんと言っても子ども虐待と、長年のドメスティックバイオレンス（DV）の被害がその代表である。この場合、フラッシュバックがいつもどこでも起きる状況が生じてくる。体の戦闘モードは長期間にわたって継続され過覚醒状態が続くため、感情の調整機能が壊れ、激しい気分の上下へと展開する。さらに自分自身の無力感、無価値感が生じ、他者への信頼関係が壊れる。これがC-PTSDである（Maercker et al., 2022）。

　中核症状だけでなく、反復性のトラウマ体験は、非常に広範な症状を引き起こす。しかもこのことが、トラウマという視点から見ない限り見えてこない（野坂，2019）。被虐待児は辛い体験を記憶から飛ばす（解離性健忘）。ところが、徐々に辛くないことも記憶から飛ばすようになる。昨日の夕食や、学校の時間割まで想起が困難になる。これは著しい不注意症状として受けとられることもある。

　トラウマの臨床に携わっていると、フラッシュバックが、一般に考えられているよりも広い様々な形で現れることにも気づくようになる。子どもの目つきが急に鋭くなって「殺してやる！」（言語的フラッシュバック）、何をしようとしても「どうせできない」と頭に浮かぶ（認知・思考的フラッシュバック）、急に切れて暴れ出し、そうなると収拾がつかなくなり、後でぼうっとなって覚えていない（行動的フラッシュバック）、過去に受けた暴行のことを語っているときに、首を絞められた時の指の跡や、体へのムチの跡などが浮かび上がる（生理的フラッシュバック：stigmata）（Simpson, 1984）、さらにお化けの声が聞こえる、お化けの姿が見える（解離性幻覚）などなど。トラウマ臨床に従事していると、無意識と呼ばれていたものは少なくともその一部はフラッシュバックではないかと考えるようにもなってくる。

　重要なことは、子どもの場合、易興奮や衝動的な行動が見られ、さらに非社会的行動が生じるため、現行のカテゴリー診断を当てはめると、注意欠如多動症および自閉スペクトラム症の診断になることである（杉山，2007）。一方、友田（2017）、タイチャー（Teicher et al., 2016）の一連の研究によって、長期反復性のトラウマは、徐々に脳の働きが変わり、成人に至ると、器質的な変化まで生じるようになることが明らかになった。その所見は、たと

えば継続的な激しい体罰によって、前頭前野の体積が対照群に比べ 19.1%萎縮するなど、一般的な発達障害より遙かに重症な所見が示されている。

　近年、児童期逆境体験が注目されるようになった。その研究（Felitti et al., 1998）において示されたものは、健康そのものへの強い毒性である。様々な身体病、仕事の達成度、寿命そのものにもマイナスの強い相関が示された。なぜこのようなことが起きるのか。キーワードはやはりフラッシュバックである。子ども虐待などの逆境体験によって生じるフラッシュバックは大変に辛い体験のため、その自己治療として嗜癖（タバコ、酒、薬）が生じるのである。これらの嗜癖は、健康を著しく悪化させ、違法行為にもつながってゆく。さらに対人関係の障害も生じる。様々な精神症状も生じる。抑うつ、暴れる、気分変動、希死念慮、多重人格、幻覚などなど。こうした一連の病態の終着駅が複雑性 PTSD であり、しばしば解離性同一性障害を伴う。

　長期反復性のトラウマが中核にある症例の場合、フラッシュバックへの治療を行わなくては治療にならず、トラウマ処理の実施は治療のうえで最優先になる。

簡易型トラウマ処理——TS プロトコール

　トラウマを抱える子ども（親）への対応原則として、通常のカウンセリングは無効である。カウンセリングの基本は共感と傾聴である。しかしトラウマを抱えている症例の場合、無効どころか悪化を引き起こすのである。時間をかけた相談、枠が示されない相談、具体的な事柄に焦点を当てない抽象的な相談、これらのすべてが悪化を引き起こす。その理由は、傾聴を行うとしばしばフラッシュバックの蓋が開いて解除反応（abreaction; Poole et al., 2010）と呼ばれる解離状態に突入してしまう。さらに解離性健忘が生じるため、たとえ時間をかけたカウンセリングを行っても、その内容は記憶から飛ばされてしまう（杉山，2019a）。

　子どもに行われることが多いプレイセラピーも傾聴と同じで、ほぼ禁忌と筆者は考えている。治療の中で、治療者は子どもから一方的に攻撃を受け続け、そのうちに子どもがぼうっとなってしまい時間切れで終了になる。治療

表1　トラウマ処理の技法一覧

▽トップダウン型：認知行動療法による暴露法
・STAIR-NT（感情・対人関係調整後回想発話暴露療法）
・TF-CBT（トラウマに焦点を当てた認知行動療法）
・Narrative ET（回想発話による暴露療法）
□両方の要素を持つもの
・EMDR（眼球運動による脱感作と再処理療法）
△ボトムアップ型：身体に働きかけるトラウマ処理
・SE（ソマティック・エクスペリエンシング）
・TFT（思考場療法）
・マインドフルネス、ヨガなど
・TS プロトコール

は続くがやればやるほど臨床的には悪化し、やがて子どもが来るのを嫌がるようになって中断になる。

　なるべく短時間で、話をきちんと聴かないのがむしろ治療的という、きわめて逆説的な状況が生じるのである。相談内容は、具体的なものに徹することがコツである。1日のスケジュール、健康な生活のための睡眠、食事のリズム、また身体の調子など、健康に関する項目が最も大切で、しかもこういう基本的生活の混乱の中で過ごしているのがトラウマを抱える親子である。

　表1に、トラウマ処理の技法の一覧を示した。ヴァン・デア・コーク（van der Kolk, 2014）は、トラウマ処理を認知行動療法で暴露法を中心とするトップダウン型と、フラッシュバック反応を生じない身体の反応を作るためのボトムアップ型と、その両方の要素を持つもの（これはEMDRである）に分けた。それぞれの説明はここでは省くが、興味のある方はトラウマ処理の特集（杉山編, 2019c）を参照してほしい。

　最も高いエビデンスを持つとされるトップダウン型のトラウマ処理を臨床で実施するにあたり、実は大きな問題がある。それは大精神療法になることである。たとえば、TF-CBT の場合、1回60〜120分×8〜16回の治療が必要になり、治療に大変に時間がかかる。この何が問題なのか。C-PTSD の基本症状に正面からぶつかることである。重症の子どものトラウマにも TF-CBT は有効であるが、ドロップアウトが多いことが報告されている（Dor-

表2　TSプロトコール（杉山ら，2022; Wakusawa et al, 2023）

・TS処方　△極少量処方＋▲漢方薬
　△TS処方1、気分変動：アリピプラゾール0.2mg、炭酸リチウム2mg、ラメルテオン0.8mg 分1
　△TS処方2、攻撃的：リスペリドン0.3mg、炭酸リチウム2mg、ラメルテオン0.8mg 分1
　▲漢方薬　小建中湯（桂枝加芍薬湯）2包、十全大補湯（四物湯）2包 分2
　　　　　　柴胡桂枝湯6錠 分2だけでも良い
　追加薬
　　・不眠　レンボレキサント1.25mg-10mg、　スボレキサント5mg-20mg
　　・抑うつ　デュロキセチン 10-20mg 分1
・TS処理　トラウマ記憶の想起をさせず、パルサーによる4セット処理＋手動処理
・TS自我状態療法　催眠を避け、通常の精神科外来で実施可能な簡易型

---

repaal et al., 2014）。治療関係は、非常に特殊な形ではあるが、対人関係の一種である。対人不信の塊の人に、きちんと受診してもらうことが如何に大変か。トラウマ系の臨床はドタキャンとドタカムの連続である（杉山，2020c）。短時間で安全にできる小精神療法としてのトラウマ処理すなわち、簡易処理からスタートすることこそかなめである。

　筆者は簡易型トラウマ処理の技法を工夫するうちに、簡易型処理の中にトラウマ処理の最も重要な要素が凝縮すると感じるようになった。それは有効性より安全性という原則である。たとえば薬物療法にしても、突然の中断はきわめて多いが、同時に過量服薬も非常に多い。突然中断されても、2週間分をまとめ飲みされても大丈夫な薬物療法こそ理想である。さらにタイトレーション（少しずつ治療する）の原則である。そして、心身は一体のものであり、からだからこころへと働きかけることも。さらに簡易型トラウマ処理は、日本の保険診療システム、1回の診療費は安く何回でも受診できる状況にも適合している。

　TSプロトコールの概要を表2に掲げた。複雑性PTSD用に開発された簡易型トラウマ処理技法であり、ボトムアップ型に属する。第3章に示すようにRCTにて高い有効性が示された（杉山ら，2022；Wakusawa et al.，2023）。このプロトコールでは処方を決めている。TS処方の基本は漢方薬と極少量処方の組み合わせである。重症なトラウマに対し、高容量の向精神薬は不要であり、抗うつ薬も抗不安薬もほぼ禁忌と断言できる。TS処方服

薬のうえで、トラウマ記憶の想起を禁じ、身体の不快感に焦点を当て、左右交互刺激を作るパルサーを用いて、あるいは手動によって左右交互刺激を特定の部位に加え、さらに肩呼吸による強い呼吸法により、下から上に向かって、体の不快感を抜く処理を行う。この作業を1週間から4週間おきに3〜5回ほど繰り返すと、フラッシュバックが著しく軽減する。このことが筆者の発見である。具体的なやり方については、また第2章に概要をまとめている。

さらにTS自我状態療法は、解離性同一性障害を併存する症例のための簡易型自我状態療法である。この説明は第5章に詳述するが、自我状態療法は、TSプロトコール（以下TSP）を組み込むことで安全に短時間に実施が可能となる。自我状態療法まで含めても、10分間から15分間あれば実施が可能で、通常の保険診療外来で治療ができる。短いことが目的ではないが、短ければその方が解除反応を引き起こすリスクは低くなり、安全な治療が可能になる。

TSPの臨床

1．家族併行治療の実際

重症のトラウマを抱える親子の場合、子どもの治療だけ行っても成果が上がらない。親の側の治療も併行して行うことが必要である。子どもが複数の場合には、それぞれにカルテを作成し、家族併行治療を実施することになる。慌ただしくはなるが、短時間で実施可能なTSPであればこそ、1人の治療者が全家族の治療を同時に行うことが可能になる。具体的には第6章に詳述する。一家族、概ね10分間以内に診療が可能である。繰り返すが、短いことが良いのではないが安全性が高まる。

赤ちゃんの場合には治療が終わった後、外来の看護師にお願いをし、親の治療が終わるまで、子どもと遊んでいてもらうようにしている。

2．TS自我状態療法

多重人格生成の病理は第5章に詳述した。注意を喚起したいのは、多重人格生成をめぐる説明はすべて、実際に起きている事実に対する理屈づけであることだ。事実として、子ども虐待の被虐待児において、さらにC-PTSD

の成人において、高頻度に、多重人格が認められることである。

　自我状態（ego state）とはワトキンス（Watkins et al., 1997）の造語である。人が環境に適応するための行動パターンとその元の経験とが連結したものと定義され、ある状況に対応した人格のパターンと説明される。自我状態は特定の環境や問題に対処するために利用されており、基本的には子ども時代に形成される。適応的な自我状態には境界線に透過性がある。しかし、トラウマ起源の自我状態の場合は境界が硬く透過性（記憶のつながり）がない。自我状態とは部分人格とほぼ同一のことを指していると考えられ、日常的なスイッチングから、病理としての多重人格まで拡がりを持つのである。解離性同一性障害とは、強いトラウマに対処できない時に、解離によって記憶を切り離し、その切り離された記憶がトラウマ記憶を抱えたまま自我状態（部分人格）として脳内に保持されることによって生じるのであることである。

　スタンダードな自我状態療法は、イメージと催眠を用いる。まず、①安心感がある場所（なければ体の安心感のある部位が推奨される）に緑の芝生の公園をイメージする。次いで、②公園の上に立つ家をイメージする。③扉を開け、部屋の中に入る。④地下室への扉を探す。⑤地下室への扉を開け、下りの階段を思い浮かべる。⑥階段を降りる、その先に扉がある。⑦扉の中を見て、部屋の中に入る。そこにいる部分人格（自我状態）と対話を行う。裏者との交渉、約束、心理教育、治療などを行う。⑧お礼を言って、別れ、階段を上って帰ってくる（福井, 2012）。

　このスタンダードな方法を実際にやってみると、地下室に行き、帰ってくるところに時間がかかりすぎるのである。その理由は、催眠を用いるところにある。地下への階段を一歩一歩踏み外さないように降りてゆく過程で、徐々に深い催眠に誘導するのである。

　簡易版自我状態療法の流れを説明する。

1．（イメージの家を身体の安心感のある部位に作る）身体のもっとも安全感を感じる場所の上に緑の芝生の公園が広がっているとイメージしてもらい、そこに立つ小さな家をイメージしてもらう。ここまではスタンダードなやり方と同じである。

2．（家の中に入り、パーツに集まってもらう）家の扉を開けるとそこに小

さな部屋がある。ここはクライエントの心の部屋なので、そこにいろいろな好きなものを持ち込んでもらう。そしてその部屋の中で「みんな集まれ！」と呼びかけ、パーツに集まってもらう。もちろんここで全員が出てこない場合もしばしばある。たとえば、部屋の奥に鍵のかかった場所があって、そこに隠れているパーツがいたとしても、それはそれでよい。

3．（パーツを確認する）それぞれのパーツの年齢と性別、名前を確認する。名前が分からない場合にはこちらから提案することもある。

4．（心理教育を行う）集まったパーツ全員への心理教育を行う。みんな大事な仲間であることを告げ、つらい記憶を抱えてそれぞれのパーツが産まれたことを説明する。どのパーツも、産まれることが必要であったからこそ産まれたのである。みんな平和共存、いらないパーツなど一人もいないし、消える必要もないことを説明する。この「平和共存、みんな大切な仲間」というメッセージが一番大事なキーワードになる。

5．（幼い子からトラウマ処理を行う）次に、年齢の一番低い子どもにアクセスして、つらかった記憶に対してトラウマ処理を実施する。筆者は先に紹介したEMDR・TSプロトコールによる簡易処理法をもっぱら用いている。このときも「手伝ってくれる人」と呼びかけると、助けてくれるパーツが必ずいて、幼い子どものパーツを膝に乗せて一緒にトラウマ処理をしてくれるといった手助けをしてくれる。最初の回はこの幼い子へのトラウマ処理だけで終わる。

6．（平和共存の確認）処理が終わったら、パーツの全員が互いに尊重し合い、記憶をつなぎ合うことを約束し帰って来る。

　この簡易法の長所は、短時間にできることである。筆者は一般再来の中で行っているが、10分から15分もあれば1つのセッションができる。最年少のパーツから処理を行うのには理由がある。多重人格が生じる病理を思い出してほしい。最年少のパーツとは、その年齢においてクライエントが、統合ができないトラウマ的な事象に遭遇したことを示しており、その時点からの治療が必要になる。各々のトラウマ処理は何度にも分けて行う方が安全である。次回のターゲットは暴力人格にアクセスすることが多い。その理由は、

暴力的なパーツとは、加害者を取り込んだパーツであり、実はクライエントの守り手であるにもかかわらず、加害者との類似性、さらに暴力性のゆえに他のパーツから忌避されていることが多いからである。暴力人格がクライエントを守ってきたことに対し、全パーツが感謝し、暴力的なパーツが他のパーツとの間に記憶をつなぐことができるようになれば、治療は大きく進む。

　全パーツの記憶がつながれば、人格の統合は必要ない。皆でわいわいと相談をしながら生きて行けばよく、適材適所で各パーツが得意とすることに対処してもらうことにより、むしろ高い能力を発揮したりする。

　こうして実際に自我状態療法を行ってみると、自我状態療法という特殊な治療技法が必要なのは4〜5セッションであることが多い。後は、「皆で話し合って決めてね」とクライエントに任せてしまい、パーツ間で意見の相違とか、トラブルがあったときにだけ、再度自我状態療法を行って、パーツ間の調整を行うようにしており、またそれで十分である。

3. 小トラへの応用

　TSP はその簡便さのために、広い臨床的応用が可能である。今日、臨床で出会う子どもたちにおいては、子ども虐待のような大トラウマ症例が多い。だが重大なトラウマではなくとも、親の不調、不適正就学、いじめなど、いわゆる小トラウマ症例も本当に多い。これまで、こうした事例は情緒的な問題と判断され、精神療法的な対応がとられることが一般的であった。ところがこうした症例において、通常の精神療法で進展が得られないという体験を筆者は重ねるようになった。そこで、発達障害の基盤を有する小トラ症例に、簡易型トラウマ処理を実施してみた。

　表3に一覧を示す。症例は6歳から14歳。男児3名女児9名である。

　主訴は激しい痼癪が7名、不登校が4名、著しい不安が1名、学校、家庭で著しい不適応が認められた。全症例に子ども虐待の既往は認められず親の側に重大なトラウマもみられなかった。一方、全員に何らかの発達障害が認められ（ASD 6名、ASD／ADHD4名、知的発達症2名）、親の不調、いじめ、不適性就学など、いずれの症例も小トラウマの存在が認められた。TS 処方を、本人と家族に、保険適応外使用で大変に少ない量の西洋薬と漢方薬の組

表3　小トラウマ症例の一覧

症例	性別	年齢	主訴	診断	発達障害	フラッシュバックの内容	服薬	トラウマ処理回数	転帰
1	F	6	落ち着かない	ASD/ADHD	ASD/ADHD	父親の死去（3歳）とその後の母親の不調	TS処方（甘麦大棗湯、クロミプラミン、リスペリドン）	8回	1年で治療終結
2	F	7	学習の遅れ、掻痒	掻痒、ASD	ASD、境界知能	学校での不適応	TS処方（甘麦大棗湯、リチウム、アリピプラゾール）	11回	8ヵ月で寛解
3	F	7	登校渋り、掻痒	ASD	ASD	予定外の出来事でパニック	TS処方（小健中湯、リチウム、リスペリドン）	14回	1年で治療終結
4	F	7	掻痒、他害	ASD/ADHD	ASD/ADHD	学校での不適応	TS処方（柴胡桂枝湯、リスペリドン）、グアンファシン	14回	10ヵ月で寛解
5	M	7	掻痒、他害	掻痒	ASD	9ヵ月以後祖父母が育てる。その前まで不安定な生活	甘麦大棗湯	7回	9ヵ月で寛解
6	M	7	掻痒、登校渋り	掻痒	ASD/ADHD	学校での不快体験、知覚過敏性あり	TS処方（柴胡桂枝湯、リチウム、アリピプラゾール、メチルフェ）	15回	7ヵ月で寛解
7	F	8	激しい掻痒	掻痒、ASD	ASD	学校での不適応	抑肝散加陳皮半夏	11回	9ヵ月で寛解
8	M	9	掻痒、自傷	掻痒	ASD/ADHD、間欠爆発症	不明	TS処方（柴胡桂枝湯、リチウム、リスペリドン）、グアンファシン	7回	半年で寛解
9	F	11	リストカット、登校渋り	知覚過敏、フラッシュバック	ASD	広義のいじめ	TS処方（桂枝加芍薬湯、リチウム、アリピプラゾール）、四物湯	5回	4ヵ月で寛解
10	F	12	不登校、リストカット	醜貌恐怖、不登校	境界知能	友人間の葛藤	TS処方（柴胡桂枝湯、リチウム、アリピプラゾール、ラメルテオン）	12回	9ヵ月で寛解
11	F	14	不登校	不登校	知的障害	学校でのいじめ、不適応、家庭での叱責	TS処方（小健中湯、四物湯、リチウム、アリピプラゾール）	9回	7ヵ月で寛解
12	F	14	パニック、不登校	ASD、選択性緘黙	ASD	学校での不適応、交通事故	TS処方（桂枝加芍薬湯、十全大補湯、リチウム、アリピプラゾール、ラメルテオン）	5回	5ヵ月で寛解

み合わせの処方と説明し、服用の同意を得たうえで服用してもらい（ADHD
診断のうち2名は抗ADHD薬を併用して使用）、パルサーを用いた簡易型
トラウマ処理を外来にて実施した。表3に示すように、全員が1年以内に軽
快を得ることができた。

　最近、子どもたちに通常の精神療法を実施したとき、これまでとは異なっ
た状況に驚くことが少なくない。たとえば、夢を用いて精神療法を実施した
ときに、子どもの見る夢が単発で、ストーリーとして繋がらないのである。
実のところ、筆者は衝撃を受けている。いったい子どもの心の中で何が起き
ているのだろう。

おわりに

　TSPを念頭において、トラウマ処理を実施するときに障壁になるものを
挙げてみる。まず親子併行治療である。これは小児科医にもっとも嫌われる
アイデアだが、ことトラウマに関しては精神科医も心理士も当てにならない
ので、子どもは小児科医が、親は精神科医や心理士にという分業がうまく行
かないことが多い。さらに実際にTSPを行ったときに、様々なところに妨
害があることに驚くことになる。極少量処方はしばしば薬剤師から「こんな
処方できない」と抵抗を受ける。もっともこちらが出し続けると、その処方
に慣れて抵抗がなくなるようである。服用をしている人たちからの有効性の
報告が、何よりも偏見を打ち砕く力になる。一方漢方薬は、服薬する側が飲
み辛いと訴え、なかなか飲まないということがある。漢方薬の服薬は何と言っ
てもフラッシュバックに起因する治療上のリスクを下げるためであり、その
ことを丹念に説得する外にない。

　すぐに効果が出ないということも伝えておかなくてはならない。TSPは1
回の処理時間は短いが、フラッシュバック軽減までに3〜5回ぐらいの治療
回数が必要である。これは実は重要な問題で、3回目ぐらいが一番辛いこと
が多く、効果が出るまでをどう乗り切るのかについて意識しておく必要があ
る（杉山ら，2023）。

　パルサーの入手も大きな障壁になるが、こちらは若い先生ほどさっさとイ

ンターネット経由で購入をされるようだ。治療用にお勧めできる TheraT-apper の廉価版（振動のみのタイプ）は、輸入送料を入れても 2 万円くらいで購入が可能で、2 週間もあれば入手できる。また 2024 年 3 月、学幸社から TSP のために特化された和製パルサーの販売が開始された。

　だが何よりも妨げとなるのは、大変そうな臨床に敢えて手を出したくないという、何というか消極的拒否ではないだろうか。皆やっていないとか、エビデンスが不十分とかいうことが避ける言い訳になってしまう。

　こんな事情があるので、トラウマ臨床を学ぶ症例検討会を色々なところで開いてほしいと思う。筆者も、トラウマ治療を実践する若手のための臨床検討会、通称トラ研を開いている。守秘義務もあり誰でも参加というわけにはいかないのでクローズドの会にならざるを得ないが、このような検討会は、様々なところで行われている。

　トラウマ処理の技法を学ぶ講習会は COVID-19 のパンデミックの中で一時期頓挫していたが、最近になって再び復活をしてきている。TSP も講習会を開催しているので、希望される方は筆者にお声をかけていただきたい。

　だが何よりも重要なのは、外来に来ている子どもや親のために、ともかくトラウマ処理をやってみようという意欲ではないだろうか。医療も心理臨床もサービス業である。患者が必要とすることに対して、専門的サービスを提供できなくては専門職とは言えないであろう。若い臨床家は勇気を持って新たな領域にチャレンジしていただきたい。

第 2 章

トラウマ処理とは
どのような治療か

はじめに

　子ども虐待が増加を続けている。最初に全国の児童相談所の年間を通しての子ども虐待通告件数の統計が取られ始めたのは 1990 年でありこの年は 1,101 件であった。2022 年は 219,170 件で、実に 199 倍となり、あらゆる疫学統計の常識を越えている。約 22 万件という数字は、すでにわが国の子どもの年間出生数（77 万人：2022 年）の 28％、15 歳未満の子ども人口（1465 万人：2022 年）の 1.5％に達する。それにしても、統計の上では急速に膨れ上がったこの子たちはいったい何処に現れているのだろうか。子ども虐待は非行として現れると考えるのが常識であろう。しかしながら、わが国の非行の統計はこの 10 年あまり減少を続けているのである。

　筆者は被虐待児とその親の併行治療にこの 10 年あまり取り組んできた。子どもの側は最近とみに、発達障害の診断を受けて受診する児童が多い。この子どもたちが、難治性の発達障害としてわれわれの前に現れていると考えれば、臨床の実感に一致する。筆者による第四の発達障害（2007）にしても、ヴァン・デア・コーク（van der Kolk, B.）の発達性トラウマ症（2005）にしても、被虐待児が学童期において発達障害の臨床像を呈することを指摘している。その親の側も実は全く同一である。被虐待の既往があり、程度は様々であるが、少なくとも凸凹レベルの発達の問題を有する。もちろん、何ら素

因がないところに現れることはないであろう。しかし逆にこの事実から推定できるのは、ASD/ADHD の素因は非常に一般的なもの、ということなのではないだろうか。おそらく人類の半数といったレベルで普通に認められるものなのだと思う。もう 1 つ、親の側に特に普遍的に認められる症状が、激しい気分変動であるが、ICD‐11 にも明記されたその病理については後述する。

　子ども虐待がもたらすのは、愛着障害と慢性のトラウマである。この両者に対する治療的な対応をわれわれは用意する必要がある。そうでなくては、虐待件数が減少に転ずることは望めないであろう。

　トラウマ処理という特殊な精神療法が、ようやく専門家の注目を集めるようになった。この手技がなぜ必要なのか。それは、今日、トラウマが溢れているからである。震災、子ども虐待、性被害、いじめ被害、配偶者暴力などなど、これらの被害を受けた子どもと大人の治療が必要とされている。さらにこれらの問題は、世代間に連鎖を生じる。暴力も性化行動も世代を超えて伝染する。その一方で、従来の傾聴型の精神療法は、トラウマを中核に抱えた症例の場合、役に立たない。それどころか、悪化をさせてしまうことが多い。宮岡（2019）は、多彩な新たな精神療法が登場していることに対し「八割程度の症例は、傾聴、受容、共感に加えて、適切な環境調整で回復する」と記しているが、まさにトラウマ関連の症例は、その残りの 2 割に属する。子どもに行われることが多いプレイセラピーも同様である。紹介されて受診した児童患者で、すでに他の医療機関で数年以上の治療歴がある症例も少なくない。その中に、長期にわたってプレイセラピーが行われ、治療は続いたが臨床的にはどんどん悪化して、ついに転医となったという症例の何と多いことか。

　その親の側はもっと悲惨である。誤診がきわめて多く誤った対応（放置を含む）も多い。一般的なカウンセリングで治療ができず、薬物療法は重症例には無効どころか、しばしば症状の悪化をもたらしている。その代表は、複雑性 PTSD（C-PTSD）の気分変動に対して、抗うつ薬が処方され、気分の上下の悪化をもたらし、時として希死念慮、時として加虐の増悪を来しているといった例である（杉山，2015）。今日、わが国の精神医学は、この問題にきちんと対応できているとは言いがたい。

トラウマ処理の２つの系列

　トラウマ処理には主に３つの系列があるとヴァン・デア・コークは述べる（2014）。１つは認知行動療法に基づいたやり方で、ヴァン・デア・コークはトップダウン方式と呼んでいる。もう１つは、しばしば偶然に臨床的に有効だということが明らかになり、試行錯誤が積み重ねられるようになったグループで、実証がまだ不十分な手技も含まれる。身体から入ることが多いので、ヴァン・デア・コークがボトムアップと呼ぶ治療方式である。もちろん両方の要素をそれぞれの処理の技法の幾分かは併せ持っている。特にEMDRはこの両者の要素を均等に持っているので、これが、ヴァン・デア・コークの言う、その中間のタイプに属するのだろう。

1．トップダウンの処理法

　トップダウンの治療法は、基本は認知行動療法による遷延暴露法である。特にトラウマに焦点を当てた認知行動療法（Foa et al., 2007）が実践されていて高い治療成績が示されている。

　この暴露法の問題点は、１つはPTSDが中心で、C-PTSDを主たる目標としてこなかった点である。そこで今日特に注目されているのがSTAIR/NT（感情および対人関係調整スキルトレーニング／ナラティブ療法）である。この詳細については、大江ら（2019）の論文を参照してほしい。もう１つ、注目を集めているのがスキーマ療法である。こちらも伊藤（2019）の論文がある。

　もう１つの問題点は、たとえば子どもにTF-CBTを実施するとなると、個々の子ども１人ひとりに合わせたテキストを自ら作成する必要があり、このような事情から、一度に１人の治療者が治療できる数が著しく限られる。筆者の実感から言えば、２名が限界ではないだろうか。つまり、きちんと実施した場合に有効であることは疑いないが、溢れる患者に対応できないという困った状況が生じている。

２．ボトムアップの処理法

　このように、認知行動療法の有効さは認めつつも、筆者はこれまで言語化が困難な対象を中心に臨床を行ってきたこと、また一度に多人数の治療を求められているという事情もあり、ボトムアップのやり方を用いることが多かった。

　EMDR は左右の眼球運動を行うとトラウマ記憶との間に心理的距離が取れることを偶然に発見したことから発展してきたトラウマ処理法である。天野ら（2019）によって、有効性に関する科学的な検証も十分に行われている。筆者は EMDR を基盤とした、精神科の一般的な外来で用いることができる簡易型処理法をあれこれ工夫してきた。これについては後述する。

　ブレイン・スポッティングは EMDR から派生したトラウマ処理法である。EMDR と違って、眼球を一点に固定して行う処理法である（Grand, 2013）。この治療法は、心象と、視野および眼球運動との心理的関係性といった、非常に興味深い知見を含む。私見では藤本によるボディー・コネクト・セラピーや筆者によるパルサーを用いた４セット法の方が、処理速度が速い。

　ホログラフィー・トークは、わが国の嶺輝子が開発したトラウマ処理技法である。開発者嶺による解説があるのでぜひ、そちらをお読みいただきたい（嶺，2019）。この技法は、自我状態療法と共に、広義での臨床催眠に属する治療法であるが、高い安全性と、広い適応を持ち、また C-PTSD の症例にも十分に用いることができる。

　自我状態療法は多重人格のための精神療法の方法であり、多重人格の治療法としては他に有効な治療手技が存在しない。自我状態療法は臨床催眠に含まれる。催眠療法は今日単独で用いられることはなく、トラウマ処理の他の技法と一緒に用いることでトラウマ処理技法として高い効果を示す。第５章で詳述している。

　ソマティック・エクスペリエンシング（SE）は、ボトムアップの様々な技法の集大成のような治療技法である。まずトラウマに対抗できる自らの資源を増強する。そのうえで、トラウマに関連する身体感覚に焦点をあて、自らの資源とトラウマによる身体感覚を行き来しながら、対応が困難な枠を超えない範囲で、ごくわずかずつ、トラウマとの交渉を行ってゆく。この技法

は多くのメリットがあるが、治療にも、その習得にも非常に時間がかかるのが難である。この技法は様々なトラウマ処理技法に大きな影響を与えてきている。たとえばSTAIR/NTのようなトップダウンの方法も、このSEから学ぶことが多かったのではないかと推察される。興味のある方は、花丘・浅井の論文（2019）を参照していただきたい。

　ボディー・コネクト・セラピーは、藤本昌樹によって開発された新たなトラウマ処理技法である。ブレインスポッティングとTFTとをドッキングさせたと言ったら失礼か。筆者が実際の症例に用いた経験では、安全性と即効性を併せ持っていて、大変に使い勝手がよい。藤本自身による論文（2019）がある。

　思考場療法（TFT）は、症状に応じていくつかのツボを続けて指で叩くことにより、その症状をわずか数分の治療で軽快させるというこれまでの文脈とは全く異なった治療技法である。これも偶然にその有用性が発見され、治療法として発展してきた。大変に広い治療対象を持っていること、副作用がないことなど優れた特徴がある。さらにこの技法の重要性は心理的逆転という問題を取り上げたことである。治療に際し患者の側に治りたいという気持ちと同時に治りたくなんかないという気持ちが生じるのは珍しくない。TFTではこの普遍的な問題の背後に、体の極性の変化など、むしろ生理学的な問題が含まれていることを発見し、これを修正する様々な方法を編み出している。この技法についても森川による論文（2019）がある。

　もう1つ、伝統的なヨーガも忘れてはならないであろう。ヨーガは脳科学による解明を加え、様々なレベルでのメンタルヘルスのための技法、さらにマインドフルネスを始め、精神療法援助技法として発展してきている。伊藤による論文（2019）が書かれている。

　筆者はこれらのボトムアップの治療技法の中にこそ、豊かな未来へのヒントがあると感じてきた。古来から受け継がれてきた、こころとからだを一体のものとして扱うヨーガや座禅などに繋がる地平が開けているからでもある。

　さてこれらの技法はトップダウンもボトムアップもすべて、ある種のライセンス制をとっているものが多い。さらに大変に重要な処理技法でも、最低のライセンスを得るだけの基本の習得に非常に時間とお金を要するものがあ

る。このことも宮岡からの批判の対象になっている。

　ただしこれもトレーニングをする側からすると、当然の部分がある。たとえば、EMDRで言えば、2つに分けられたトレーニングの両方のパートとも、2泊3日の講習が義務づけられている。その講習は、講義→直ちに実習、講義→実習と朝8時半から夕方5時までびっしりと詰められている。このような実践的な講習を行うとなると、いくつかのグループに分かれて、すべての参加者が十分な実習体験を得られるようにする必要があり、そのグループの数だけ、グループのスーパーヴァイズを行うファシリテーターの存在が必要になる。ファシリテーターになるためには、当然、そのための条件を満たす研修が必要である。EMDRの講習の1回の人数は、わが国でかき集めることができるこのファシリテーターの数によって決まるのである。SEは大変に時間がかかる技法の代表だが、たとえばヨーガや座禅の修練にどのくらいの時間が必要なのかということを考えてみれば、短時間である程度のレベルまで持っていくのであるから奇跡のようなものである。

　しかしながら現在のわが国において生じているのは次のような事情である。トラウマ処理の必要性を、臨床的に認識して、医師ないし、心理士がそのトレーニングに応募しようとする。すると、応募者が溢れていて、1回分まるまる埋まるくらいの待機者が出てきてしまう。筆者は次第に、ライセンス抜きで比較的容易に、しかも安全に実施ができるトラウマ処理の技法がないか、あれこれ考えるようになった。先に筆者の試行錯誤について述べる。

C-PTSDへのトラウマ処理技法の変遷

　C-PTSDのクライエントに、標準的なプロトコールに従ったEMDRを実施するとトラウマの蓋が開いてしまい収拾がつかなくなることが希ではない。クライエントはフラッシュバックにおびえ、次の外来がキャンセルになったりする。

　そこで筆者は自閉スペクトラム症（ASD）のタイムスリップ現象の治療に用いていた、左右交互刺激を生み出すパルサーという道具を握らせて、短時間の左右交互刺激を加え、トラウマ処理を行うという治療法（チャンス

EMDR と命名）を援用してみた。すると比較的安全にトラウマ処理の実施が可能だった。当初は短時間の処理を行うことでトラウマの内部圧力を少しずつ軽減させるというイメージでこの簡易処理を行っていた。しかし徐々に記憶の想起をさせずに短時間の処理を繰り返すやり方が、C-PTSD の処理に最適なのではないかと考えるようになった。

　子ども虐待や長年のドメスティック・バイオレンス（DV）によってもたらされた C-PTSD は言語化がきわめて困難であり、ひとたび想起されると、関連した別の記憶がずるずると際限なく溢れだしてくる。こんな事情があるので、トラウマ記憶の言語化は危険である。しかしこのトラウマ記憶は常時フラッシュバックが生じているため、モヤモヤ感、イライラ感といった身体的違和感として体感している。この違和感を、左右交互刺激と呼吸法によって、一時的にせよ体から抜くことができる。それを何度か繰り返すうちに、トラウマが底をついて来て、些細な引き金でフラッシュバックになる解除反応が著しく軽減されてくる。このことが筆者の発見である。

　EMDR はトップダウンとボトムアップの両者の要素を共に有しているが、この処理法はボトムアップの要素を強く発展させたものである。このような、パルサーを用いた簡易処理を何度も繰り返して行くうちに、身体の四ヵ所にパルサーを当て、左右交互刺激を加え、フラッシュバックを基盤とする身体的違和感を下から上に抜いて行くというやり方に固まっていった（図1）（杉山，2018a）。

　まず呼吸法である。本間ら（Homma et al., 2010）によれば、呼吸による精神的な影響に関しては、腹式呼吸と胸郭呼吸との間にまったく差は認められない。トラウマは身体の中に外から押し込まれた異物である。吸気は、地面から気を吸い上げるというイメージで、胸郭呼吸により深く吸い込む。呼気は、もろもろの押し込まれた不快記憶や歪んだ自己イメージと共に、頭の頭頂から強く上に抜くというイメージで行う。

　第1セットは、両側の肋骨下縁の上腹部である。パルサーを両手で握り、この部位に押し当て、20 回ほどの左右交互刺激を加え、その後、上記の呼吸を行う。パルサーのスピードは、脈がフラッシュバックなどで心悸亢進をしている時を想定し、脈拍プラス 30 という設定にしている。つまり脈拍数

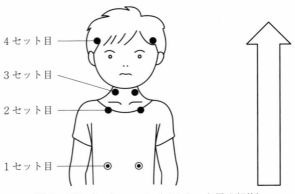

4セット目

3セット目

2セット目

1セット目

図1　TS プロトコール（パルサーを置く部位）

が60であれば、左右交互を1として、1分間に90というスピードで左右交互刺激を加える。第2セットは両鎖骨の下縁である。同じく20回のパルサーによる交互刺激、後に深呼吸を行う。第1セットの部位は思考場療法（TFT）における肝のツボ、第2セットは腎のツボと同位置である。ちなみに筆者は4セット法を工夫する中でこの位置に部位が収まり、後にTFTにおける重要なツボの部位と同じ場所であることに気づいた。第3セットは、前頚部である。同じく20回の交互刺激、深呼吸をする。この頚の部分は、解離が激しい、またそれに伴って頭痛が著しい時などには、後頚部に当てる。後頚部は、解除反応が生じかけた時に頭痛が生じる部位である。この辺りの手技の選択やその意義については、完全に何度も行っている中での試行錯誤で得たもので、その理由については、理論的な説明ができない。最後にこめかみ部分に当て、同じく20回の交互刺激、深呼吸で終了する。4セット終了後に身体的な違和感が残っていないかどうか確認し、残っている部位があればその周囲に、次に詳述する手動処理によって、モヤモヤ感が抜けて、すっきりしたとクライエントが述べるまで、何セットかの左右交互刺激と深呼吸をさらに加えるようにしている。

　この4セット法は全体の実施時間はわずか数分である。

　こんな単純な方法でも、フラッシュバックの蓋が少しだけ開く。初回は、

「なんだこれは？」という感想なのであるが、2回目は「なんですかこれは！」と悪夢や、これまでにないフラッシュバックに悩まされているという話をよく聞く。経験的に3回目がもっとも辛い時期で、それを越えると、ストンと楽になり、4〜5回目でフラッシュバックが著しく軽減して楽になったという感想を聞く。

　子どもの場合には、鎖骨のみ2セットでよいことも多い。学童は、腹の部分と、鎖骨下部、さらに鎖骨下部に交差させて、対側にパルサーを当てる。小学校高学年になってきたら、下から上に、抜く形になるが、頸のパートを飛ばして、3セットが基本になる。子どもは、幼ければ幼いほど、ボディー・イメージは大人のように延長を有するものではなく、丸っこい寸詰まりのイメージになっているので、それに合わせて、処理のやり方を変えることが必要になるのである。

簡易型処理を用いた治療パッケージ

　繰り返すが、トラウマの蓋を開けるというその重大さを考慮すれば、各技法の習得に課せられた枠は当然である。しかしながら、このような枠の存在は、その治療法の普及においては著しい障壁になる。何よりも、現在のわが国の臨床の現場で、溢れかえるトラウマ関連の症例に対し、一般的な精神科医や心理士が対応できず、見過ごすことができない治療におけるマイナスを引き起こしている。

　筆者はこのような講習を抜きにして、少なくとも初期のトラウマへの対応が可能で安全な技法がないものか、あれこれ考えるようになった。誤解を避けたいのは、このやり方を行えば、講習を受けなくても良いということではない。トップダウンにしろ、ボトムアップにしろ、これから精神科診療に携わる専門家は積極的にいくつかのトラウマ処理技法を身につけ、C-PTSDの症例への対応ができるようにしてほしい。またトラウマ処理の技法を持っていないと、今後、精神科医として、あるいは心理士として役に立たないと言っても過言ではない。ここで筆者が提示するのは、外来診療で安全に使うことができる、C-PTSDへの簡易型処理を中核とする治療パッケージである。

これは治療パッケージである。つまりその一部のみを用いることは少なくとも最初は、厳に避けてほしい。それでなくては、何よりも安全が確保できない。少量処方、トラウマ処理、これを一連のものとして実施してほしい。

1．少量処方パッケージ（TS処方）

不安定な臨床像を呈する愛着障害や慢性のトラウマに対する根本治療薬は存在しない。逆に精神医学の治療に用いられる通常量の処方を行った場合、たとえば抗うつ薬の処方によって気分変動が悪化する、抗不安薬の処方によって、意識水準が下がり行動化傾向が促進されるなど、副作用ばかりが目立つ状況となる。基本はフラッシュバックに対する漢方薬の服用（神田橋，2007; 2009）と、極少量の気分調整剤および抗精神病薬、睡眠導入剤の組み合わせである。TS処方（表2、20頁）はそれをパッケージ化したものである。治療効果も重要であるが、いかに副作用の少ない薬物治療を行うかが、C-PTSDにおいてはより重要である。筆者の外来には重症の発達障害と愛着障害が掛け算になった症例が大集合しているが、この少量処方と漢方薬と簡易トラウマ処理によって、大多数の症例に対して困難を覚えず治療ができている（杉山，2018a）。先に述べたようにC-PTSDは希死念慮が常にあり、大量服薬による事故が非常に多い病態である。少量処方と漢方薬の組み合わせは、この点においても安全性が高い。

2．治療前にチェックが必要な病態

事前にチェックが必要な病態について述べる。

第一は双極性障害である。ここで問題となるのは双極Ⅰ型で、躁の時にいろいろなトラブルが起き、うつの時に自殺未遂が起きる。C-PTSDで一般的なのは双極Ⅱ型類似の気分変動で、こちらはTS処方とトラウマ処理で治療ができるが、双極Ⅰ型の場合は、双極性障害としての治療が必要になる。双極Ⅰ型は発達障害と同様、遺伝素因が強い病態であり、周囲の親族に躁うつ病の人が存在することが多いので鑑別の参考になる。C-PTSDに認められる双極Ⅱ型類似の気分変動は双極性障害ではないと筆者は考える。双極性障害としての治療が無効だからである。おそらく、被虐待児に認められる激しい

気分の変化や癇癪が発展したものではないだろうか。

　次が解離性同一性障害の併存である。これは、スイッチングが余りに強い場合に考慮する必要がある。解離性同一性障害がある場合には、自我状態療法によって、部分人格間のコミュニケーションをはかることと、部分人格のそれぞれに対応するトラウマを個別に治療するというトラウマ処理が必要になる。これについては第4章で紹介する。

　ADHDもチェックが必要な項目である。元々あったのか、愛着障害から生じた不注意／多動かという鑑別はほとんど不可能だが、衝動行為によってトラブルが加算されるので、抗ADHD薬の服用が必要な症例が少なくない。抗ADHD薬はそれなりに多動性行動障害には有効であることが多く、特にグアンファシン（商品名インチュニブ）は愛着障害が併存したADHDにもある程度有効である。

　実はもっとも大事なものが日内リズム障害の是正である。こころはからだの一部なので健康な生活を送らないと治療ができないのは当然である。さらに夜になって意識レベルが下がると様々な問題行動が頻発する。不安定な人たちは、端境（はざかい）に弱く、夕方と深夜にトラブルが集中する。過量の眠剤に頼るのではなく、夜に寝て朝起きるという生活を丹念に指導する必要があるが、不眠の理由が悪夢である場合も多く、このような場合にはトラウマ処理を速やかに行うことが唯一の治療になる。

3．手動によるトラウマ処理の実際

　C-PTSDについては、様々な手技を柔軟に組み合わせて治療を行う必要があることを先に述べた。筆者はこれらの症例に対して様々な工夫をする中で、手動による左右交互の身体へのタッピングという処理を取り入れるようになった。振り返ってみれば筆者のやり方はASDのタイムスリップへの治療が基盤になっていたため、パルサーを受け身で用いるというところに先入観があった。パルサーの振動をクライエント自らが作ってもらうことで、意識の集中が逸れ、その分だけトラウマへの焦点化が軽減されるのである。

　手動の処理に関してはすべて、治療者がクライエントと向かい合わせになって、一緒に手動身体へのタッピングの処理を実施し、それを模倣してもらう。

最初に呼吸法の練習をする。これはパルサーを用いた処理と同じである。座禅・ヨガの腹式呼吸と異なり、胸郭呼吸によって、地面から呼気を吸い、頭頂から吐き出すという強い呼吸である。

　次いで、日常的に悩まされているフラッシュバック・苦痛なフラッシュバックの体感部位を確認し、その部位を患者の両手を用いて左右交互にパタパタと叩く。C-PTSD においては、身体の不快感、違和感をターゲットとして記憶の想起をさせない方が安全である。20〜30回程度の交互刺激を2〜3セット実施し、1回目のセッションは、これで終了する。

　たかだかこれだけの治療でもその当日に悪夢を見たり、数日間フラッシュバックに悩まされたりする。そのような副作用が生じるかもしれないことをあらかじめ告げ、患者を励まし、1回で止めないように説得を行って1回目の治療を終了する。

　2回目以後、身体の4つの部位に手動の両側叩きに加え、胸郭呼吸による深呼吸を行い、身体的不快感を上に上げて行く（図2）。

　1セット目、腹（乳首の線を真っ直ぐ下に下ろした肋骨の下縁で、肝のツボの部位である）を両手でパタパタと交互に20〜30回程度を叩き、その後深呼吸をして、モヤモヤを上部に上げる。

　2セット目、鎖骨下である（鎖骨の突起から下方外側2cm ぐらいのところ、腎のツボの部位である）。この部位については、何度も実施するうちに、同側を叩くよりもいわゆる「バタフライハグ」の形で対側を叩く方が、効果が高いことに気づいた。両手を胸の前で交差させ、バタフライハグの形を作って、20〜30回両側にパタパタと叩き、その後、深呼吸を行う。

　3セット目、後頸部の両側を両手でパタパタと交互に20〜30回程度叩き、その後深呼吸によってモヤモヤをさらに上部に上げる。

　4セット目の頭は、両手を用いて頭頂から下に向けて左右交互に頭をなで下ろす。この頭なでも何度もやっているうちに、対側をなでた方が有効さが増すことに気づいた。少し奇異な形になるが、目の前で両手を交差させて、右手で左の側頭を、左手で右の側頭を頭頂から下に向かってなで下ろすのである。この動作を左右交互に20回ほど行い、最後に胸郭呼吸で頭頂から上にモヤモヤを抜く。

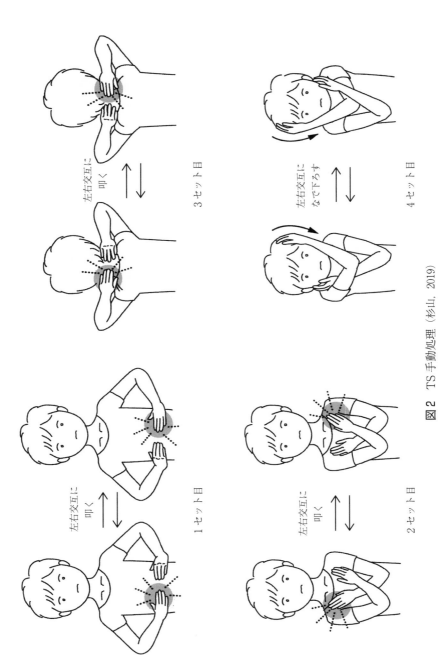

図 2　TS 手動処理（杉山, 2019）

なぜ鎖骨下と頭において、両側刺激が交差をさせた方が治療効果が上がるのか筆者には説明ができない。ともかく、実際に行ってみていただければその方が有効だということがわかる。おそらく気功などと同一の基盤があるのではないかと考えるが、確認ができていない。

　この手動の一連の処理は、パルサーを用いた処理と同じくフラッシュバックによってもたらされているモヤモヤした身体感覚を、両側叩きと深呼吸によって、身体の中から徐々に上げて行き、最終的に頭から上に抜くというイメージで行う。4セットが終わった後、モヤモヤが残る身体部位を再度確認し、その部位に両側叩きあるいは頭なでをさらに数セット加え、モヤモヤがしっかりと軽減するまで繰り返す。この追加の処理を加えても、全体の処理時間は数分で終わる。

　この一連の処理をできるだけ2週間以内に4〜5回実施することができれば、フラッシュバックの圧力が軽減し、日常的に悩まされることが減ってくる。つまり2〜3ヵ月間の治療期間で、フラッシュバックに振り回されなくなってくる。

　堀田による手動処理の実践論文（2019）がある。この手法が筆者以外の治療者によっても、さらに重症のトラウマ症例が大集合している沖縄においても有効であることが何よりも雄弁に、この簡易処理法の効果を示していると思う。

　私はこのような治療が唯一のものとはもちろんのこと考えていない。こうした簡易型の処理の具体的なやり方についてはさらに工夫の余地があるのではないかと考える。ここに示したのは子ども虐待の親子に対する安全なトラウマ処理を中核とする治療技法の1つに過ぎない。

第 3 章

新たな簡易型トラウマ処理プロトコールによる複雑性PTSD 患者へのランダム化比較試験による治療研究

はじめに

　子ども虐待の症例が大変な勢いで増加をしている。その理由の1つに、世代間連鎖による虐待が上げられる。親世代が持つ子ども時代の虐待の後遺症に対して、わが国の制度では親の治療を行ってこなかった（滝川ら，2020）。子ども虐待に代表される長期反復的なトラウマは、犯罪被害や、震災のような単回性のトラウマによって引き起こされるものとは、全く異なった状況が生じることが知られていた（Terr, 1991）。それが複雑性心的外傷後ストレス障害（complex posttraumatic stress disorder; C-PTSD）であり国際疾病分類第11版(ICD-11)において診断基準が示された(鈴木, 2019)。EMDR(Eye Movement Desensitization and Reprocessing：眼球運動による脱感作と再処理法)（Shappiro, 2001）は心的外傷後ストレス障害（PTSD）への有力な治療手段として発展してきており、その科学的な判定においても有効と示されているが（Chen et al., 2015）、一般的な PTSD への治療が対象で C-PTSD の治療に特化されていなかった。EMDR の派生形である TS（traumatic stress）プロトコール（杉山，2021c）は C-PTSD をターゲットに作られた治療パッケージである（杉山，2018a; 2021c 第2章を参照）。その基本はトラウマ記憶を想起させずに、フラッシュバックによって常在する身体的不快感に焦点をあて、左右交互刺激と肩呼吸による短時間の処理によって、その

不快感の軽減を行う（以降、「簡易型トラウマ処理」と記述する）。この短時間の処理を繰り返すうちにフラッシュバック自体が著しく軽減されてくる。このことがわれわれの発見である。C-PTSD に対して、有効な薬物療法は確立されていない。むしろ複雑性 PTSD の気分変動をうつ病、あるいは双極性障害と誤診し、抗うつ薬、気分調整薬が処方され、結果的にその副作用によって臨床的な悪化が生じている症例が認められる。また C-PTSD は希死念慮を生じやすく自殺企図が高い病態（Hyland et al., 2018）であり、実際に処方薬の過量服薬による事故も多い。われわれは臨床的な試行錯誤の結果、少量の向精神薬と漢方薬の組み合わせを用いるようになった（杉山，2015, 2018a）。

　上記の簡易型トラウマ処理と上記の処方との組み合わせによる治療が TS プロトコールである。薬物療法まで規定したプロトコールは少ないが、何よりも C-PTSD への安全な治療のためである。臨床的なトライアルでは大変良好な結果が得られていた（杉山，2018a；杉山ら，2019b）。本研究は、TS プロトコールの科学的判定を目指すものである。

　TS プロトコールは複合的な要素を有する治療パッケージであり、その要素の１つ１つへの科学的判定が必要と考えられる。しかしまずは TS プロトコールそのものの判定を行うことが急務である。有効性が示されればその後、個々の要素に対する判定が加えられてゆくと期待する。

　本研究はそれぞれの分担研究者の所属医療機関において、倫理委員会での承認を得た。患者への説明書、同意書を用意し説明を行い参加への同意を得た。

対象と方法

1．対象

　継続的なトラウマ歴を持つ患者に診断を行い、C-PTSD と判定された成人患者の対象を治療への同意を得たのちに 2 群に分けた。当初対象をそれぞれ 10 名と予定していたが、乱数表において、奇数を A、偶数を B として当てはめて行くと、両者の数が合うところが 11 名ずつのところであったので、組み込みの順番にそって A 群 11 名と B 群 11 名とに分け、A 群を先行治療群、

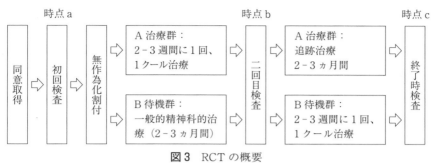

図3　RCT の概要

B 群を待機後治療群とした。A 群には TS プロトコールによる治療を直ちに
実施した。B 群は 2 ヵ月から 3 ヵ月間、トラウマ処理を伴わない一般的な精
神療法を実施した（図3）。B 群はさらに 2 つのグループに分かれた。1 群は
この治験を実施した医療機関で一般的精神療法を行ったグループで、服薬は
A 群と同一の TS 処方を服用し、簡易型トラウマ処理を行わず、一般的な精
神療法を数ヵ月間実施した（自院治療群）。もう 1 群は、すでに他の精神科
外来において治療が実施されていたため、その治療施設でそのまま数ヵ月間
の治療を継続してもらい、その後に服薬の変更をはじめ、TS プロトコール
の治療を開始した（他院治療群）。前者が 5 例、後者が 6 例であった。

　A 群女性 10 名、男性 1 名、31 歳から 43 歳、平均年齢 38.5（± 4.2）歳、
B 群女性 10 名、男性 1 名、22 歳から 48 歳、平均年齢 41.6（± 7.3）歳、両
群の男女差、平均年齢に有意差は認められない（t=1.2；p=0.67, n.s.）。女性
が多かった理由は、今回の研究の対象となった患者の多くが問題行動などで
受診した子どもの親という事情だからである。難治性の発達障害や不登校の
背後に、世代をまたぐ子ども虐待や家庭内 DV がしばしば認められる（野坂、
2019）。対象の成人はいずれも社会的適応は不良といわざるを得ない状態で
あった。子ども虐待の既往 19 名（うち性的虐待の既往 5 名）、DV の被害者 3 名、
子どもの児童相談所への相談の既往 15 名である。また自身が社会的養護を
経験している者が 2 名いた。

　開始時（時点 a）に、出来事インパクト尺度（IES-R）（Asukai et al.,

2002）およびベックのうつ病尺度（BDI-II, Kojima et al., 2002）、「機能の全体的尺度（Global Assessment of Functioning; GAF）」（Patterson et al., 1995）によって評価を行い、A群は直ちにTSプロトコールによる治療を開始し、1クールの治療が終了した後（時点b）、IES-RとBDI-IIによる評価を行った。さらに2ヵ月間以上のフォローアップを行い、終了時に各尺度の評価を行った（時点c）。B群は一般的な精神科治療を受けてもらい、2-3ヵ月後に再び各尺度の評価を行い（時点b）、その後TSプロトコールによる治療を開始した。1クールの治療を実施し終了後（時点c）に再度、尺度による評価を行った。このように本研究はクロスオーバー型の治療研究である。

C-PTSDは治療の継続自体が困難な対象として知られている。研究開始してすぐに脱落が少なくないことが明らかとなった。われわれは会議を持ち、脱落症例が認められた場合には、新たな受諾者をそこに機械的に入れて行くという方法を取った。また除外診断として双極I型障害が明らかになった場合は対象から除外した。

A群の場合には症状が改善した後来院が突然途絶え、時点cのデータが取れなかった者が2名、双極I型が明らかになり除外した者が1名であった。B群の場合は、待機中に様々な問題が生じることが希でなく（自殺未遂で入院し中断した、虐待で子どもが保護され治療が中断した、離婚し突然引っ越して音信不通になったなど）、実に6名という対象者の約半数が最終的に入れ替わることになった。

2．極少量処方と漢方薬

極少量処方について説明する。向精神薬の薬剤の効果に関し、直線的なモデルが想定されていることが多い。ところが実は、このモデルに適合しない薬物（非直線的（non-liner）モデル）がたくさん存在する（Rasooly et al., 2013）。力価0.5mg以下の少量のアリピプラゾールは炭酸リチウムの極少量（Ohgami et al, 2009）と組み合わせた時に、子どもも成人も気分変動を抑制することをわれわれは見出した（杉山，2015）。ラメルテオンは0.1錠で用いると、メラトニンの賦活作用のみで翌日の副作用などが少ない。漢方薬は、神田橋條治（2007; 2009）によって見いだされたフラッシュバックへの効果

を持つ組み合わせ（いわゆる神田橋処方）である。桂枝加芍薬湯もしくは小健中湯と四物湯もしくは十全大補湯の同時服用である。表2（20頁）にそれをパッケージ化した処方（TS処方）の組み合わせを示した（杉山，2019; Wakusawa et al., 2023）。さらに非常に抑うつが強い場合には、躁転が比較的少ない薬物として、デュロキセチン20mgを用い、不眠が非常に強い場合にはブロチゾラム0.125mgもしくはスボレキサント5mgから20mgを追加して用いた。

　具体的に対象となった患者の服薬状況について述べる。

　A群で漢方の服薬は小健中湯2包と十全大補湯2包が7名、桂枝加芍薬湯2包と四物湯2包が3名、小健中湯2包と四物湯2包が1名であった。それに加え、エビリファイ0.2-0.3mgとリーマス1-2mgが10名、西洋薬拒否が1名。それ以外の服薬は偏頭痛が明らかになりリザトリプタン10mgを頓服で用いたもの1名、前医から継続して服用しているクロナゼパム5mgの継続服薬1名、同レベチラセタム125mg1名であった。

　B群で他院での治療を行った6名の服薬内容は、バルプロ酸200mgとリスペリドン3mg服用が1名、アリピプラゾール3mg服用が1名、セルトラリン50mg服用が2名、タンドスピロクエン酸30mg服用が1名、デュロキセチン60mgとバルプロ酸200mg服用が1名、フルボキサミン50mg服用が1名であり、ほぼバルプロ酸とSSRIとの組み合わせという服薬であった。TS処方への切り替えは予想に反して全員速やかに実施ができた。これはおそらく、それまできちんと服薬をしていなかったからということが大きいのではないかと考えられる。薬物調整の後、プロトコール実施時に小健中湯2包と十全大補湯2包が5名、桂枝加芍薬湯2包と四物湯2包が5名、桂枝加芍薬湯2包と十全大補湯2包が1名、それに加え、全員がアリピプラゾール0.2m-0.3mgとリーマス1-2mgを服用した。それ以外の薬物としては、スボレキサント5mgとブロチゾラム0.125mg服用1名、スボレキサント20mgとブロチゾラム0.25mg服用1名、ブロチゾラム0.125mgとデュロキセチン20mg服用1名、デュロキセチン20mg服用が1名であった。

　なおB群でTSプロトコール開始前の精神療法は、1名のみ夫婦カウンセリングを受けていたが、それ以外はすべて支持型カウンセリングが行われていた。

3．簡易型トラウマ処理

　先に述べたように、中核は左右交互刺激と呼吸法である。われわれは EMDR の治療器具、ニューロテック社によるパルサーもしくはテラタッパーを用いた。患者の脈を測り、パルサーのスピードを脈に合わせて決めた。これは患者が心悸亢進した時に、どの程度の早さになるのかを想定して、現在の脈拍よりも早い速度に設定した。ついで患者にパルサーを握ってもらい、以下の 4 つの部位にパルサーを自分で当て 20 回程度の交互刺激を加え、刺激を加えた後に、パルサーを止めてから胸郭呼吸による強い深呼吸を実施してもらった。当てる部位は腹（両側肋骨の辺縁）、鎖骨下縁、頸（頸動脈の部位）、最後に頭（両側のこめかみ）である。下から上に向かって左右交互刺激プラス深呼吸を繰り返し、身体の不快な違和感の軽減を促した（杉山，2018a）。

　この 4 セットによる簡易型トラウマ処理の終了後、身体の違和感を尋ね、それが残る部位にさらにパルサーによる処理か、手動による両側刺激を加えた。たとえば、胸の辺りに違和感があれば、鎖骨の部位に患者自身が自分の両手でのタッピングを 30 回ほど行い、胸郭呼吸をする。また喉の辺りに違和感がある場合は、鎖骨および勁部に同じく患者自身が自分の両手で同じく 30 回のタッピングと胸郭呼吸を行う。こうして数分の処理で身体の不快感を抜くことができた。今回の治験において、TS プロトコールの治療はすべて一般的な精神科外来で行い特別枠を設けなかった。またすべて外来主治医が行い、心理士などへの治療の依頼を行わなかった。1 回のセッションは 10 分間程度であった。

　ちなみに手動処理のタッピングの部位は 4 セット法と同じ身体部位への左右交互タッピングである。患者自身が自分の手を用いて腹、鎖骨、首の部分は両手でパタパタと 20 回から 30 回やわらかく叩き、その後に胸郭呼吸を行う。頭は同じく患者自身が自分の手で頭頂から下に両手を用いて交互になで下ろすという両側刺激を 20 回程度行い、その後に胸郭呼吸を行う。この手動処理の時に鎖骨と頭の部位に関しては両手を交差させて対側に両側刺激を加える。

　簡易処理を行うセッション（診察）の回数 4 〜 6 回の簡易型処理が終了し、フラッシュバックが軽減したという患者からの報告がなされたところで

1クールの治療を終了し、各尺度の評価を行った。A群に関しては、1クール終了後、少なくとも2ヵ月間のフォローアップを行い、その後に時点cでの各尺度による評価を行った。

　B群待機群でわれわれが治療を行ったグループ（自院治療群）において待機中の治療は、フラッシュバックに気を付けながら一般的な支持的精神療法を行い、治療時間15分間以上（つまり簡易処理の時間よりも長い治療時間）を取った。ちなみにB群において、当初はトラウマ処理を実施する数ヵ月間だけの転院で、終了後元の医療機関に戻るという契約で治験を実施したが、終了後も全員から継続を希望され、元の医療機関に戻った患者はいなかった。そこでプロトコールの治療成果を見るため、22症例全員について、時点cから平均約1年後の状況を確認した。

結　果

1．1クールの治療回数

　TSプロトコールによるトラウマ処理を実施した回数は、A群a～b間において、最小4回、最大7回、平均5.4（±0.8）回、B群b～c間において最小4回、最大7回、平均5.2（±1.0）で、両群において有意差はなかった（t=0.44, p=0.59 n.s.）。この間のA群の1クール平均日数は110.9（±32.3）日、B群の平均日数は99.5（±38.0）日で、こちらも有意差がなかった。両群ともできるだけ2週間に1回程度の治療を行うことを目標にしたのだが、平均すると両群とも平均20日前後、3週間弱に1回の治療になった。ちなみにA群のフォローアップ期間（b～c）の平均受診回数は4.3（±0.6）回で外来受診の回数は有意に減少した（t=3.48, p<.01）。フォローアップの日数は89.3（±29.6）日で、A群B群の治療期間に比べそれぞれ有意差がなく、約3ヵ月間の後でのデータ取得であった。

2．全体的な結果

　TSプロトコールの治療効果を判定するため、IES-R得点について2（群：A群・B群）×3（時点：a・b・c）を要因とする2要因の分散分析を行った。

その結果を表4、図4に示す。交互作用が有意だったため、単純主効果の分析を行ったところ、A群（$F(2, 40) = 35.12, p < .001$, 偏$\eta 2 = 0.78$）とB群（$F(2, 40) = 30.98, p < .001$, 偏$\eta 2 = 0.76$）で時点b（$F(1, 60) = 27.29, p < .001$, 偏$\eta 2 = 0.58$）において有意な単純主効果が確認された。具体的には、A群では、時点aと比べて時点b・cの得点が有意に低く（それぞれ$t(20) = 7.04, p < .001$, $r = 0.77 ; t(20) = 6.90, p < .001$, $r = 0.80$）、時点b・c間には差が認められなかった（$t(20) = -0.14, p = .89$, $r = -0.02$）。一方、B群のスコアは時点a・bと比べて時点cの得点が有意に低く（それぞれ$t(20) = 6.71, p < .001$, $r = 0.79 ; t(20) = 7.26, p < .001$, $r = 0.78$）、時点a・b間には差が認められなかった（$t(20) = 0.36$, $p = .73$, $r = 0.06$）。また、3時点において、A群B群の有意差がみられたのは、時点bのみであった（$t(20) = -5.22, p < .001$, $r = -0.90$）。以上のことから、TSプロトコールがトラウマ症状の軽減に役立つこと、さらにその成果が持続することが示された。

　同様の分析をBDI-Ⅱ得点について行ったところ（表5、図5）、群と時点の主効果と交互作用が有意だった。交互作用が有意だったため、単純主効果の分析を行ったところ、A群（$F(2, 40) = 15.75, p < .001$, 偏$\eta 2 = 0.61$）とB群（$F(2, 40) = 10.67, p < .001$, 偏$\eta 2 = 0.52$）は、時点b（$F(1, 60) = 14.55$, $p < .001$, 偏$\eta 2 = 0.42$）において有意な単純主効果が確認された。具体的には、A群では、時点aと比べて時点b・cの得点が有意に低く（それぞれ$t(20) = 4.82$, $p < .001$, $r = 0.62 ; t(20) = 4.84, p < .001$, $r = 0.65$）、時点b・c間には差が認められなかった（$t(20) = 0.38, p = .71$, $r = 0.07$）。一方、B群のスコアは時点a・bと比べて時点cの得点が有意に低く（それぞれ$t(20) = 4.17, p < .01$, $r = 0.59 ; t(20) = 3.58, p < .01$, $r = 0.54$）、時点a・b間には差が認められなかった（$t(20) = 0.82, p = .42$, $r = 0.13$）。また、3時点において、A群B群の有意差がみられたのは、時点bのみであった（$t(20) = -3.82, p < .001$, $r = -0.84$）。以上のことから、TSプロトコールが抑うつ症状の軽減にも役立ち、さらにその成果が持続することが示された。

　社会的機能を査定するために治療前と待機群治療後にGAF尺度を測定した。2（群：A群・B群）× 2（時点：a・c）を要因とする2要因の分散分析を行ったところ、群と時点の主効果が有意で、交互作用に有意差は認められ

表4 IES-R 得点の平均点、標準偏差および分散分析結果

	治療前 a		A群治療後 b		B群治療後 c		群		時点		交互作用	
	M	SD	M	SD	M	SD	F	偏η^2	F	偏η^2	F	偏η^2
IES-R 総得点												
A 治療群	48.09	(6.71)	17.64	(9.93)	18.18	(9.60)	4.44*	0.18	50.43***	0.72	15.66***	0.44
B 待機群	46.63	(16.88)	45.09	(14.56)	17.55	(9.79)						
IES-R 侵入												
A 治療群	18.09	(3.87)	5.82	(3.86)	6.00	(3.91)	2.85	0.13	45.14***	0.69	15.05***	0.43
B 待機群	16.82	(6.79)	16.64	(6.77)	5.00	(3.38)						
IES-R 回避												
A 治療群	17.46	(5.81)	6.82	(4.75)	7.36	(5.00)	1.00	0.09	19.25***	0.49	8.52**	0.29
B 待機群	15.82	(7.63)	16.55	(6.13)	7.64	(5.19)						
IES-R 過覚醒												
A 治療群	12.55	(5.21)	5.00	(3.39)	4.82	(2.76)	4.00+	0.17	32.10***	0.62	5.87**	0.23
B 待機群	14.00	(4.61)	11.91	(5.45)	4.91	(2.61)						

$^+p < .10$　$^*p < .05$　$^{**}p < .01$　$^{***}p < .001$

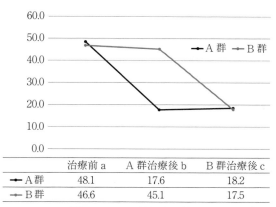

	治療前 a	A群治療後 b	B群治療後 c
A群	48.1	17.6	18.2
B群	46.6	45.1	17.5

図4 IES-R 総得点の推移

なかった（図6）。これらの結果から、もともとのベースの値にA群とB群
とで差はあるものの、等しく治療の成果があったと言える。
　B群において待機中（a～b）に服薬の内容は TS 処方および通常の精神

表5　BDI-II 得点の平均点、標準偏差および分散分析結果

	治療前 a		A群治療後 b		B群治療後 c		群		時点		交互作用	
	M	SD	M	SD	M	SD	F	偏η^2	F	偏η^2	F	偏η^2
BDI-II得点												
A治療群	24.18	(8.74)	9.73	(7.62)	8.55	(7.49)	6.68*	0.25	22.17***	0.53	4.24*	0.18
B待機群	27.55	(10.95)	25.09	(9.26)	14.09	(9.52)						

$^+p<.10$　$^*p<.05$　$^{**}p<.01$　$^{***}p<.001$

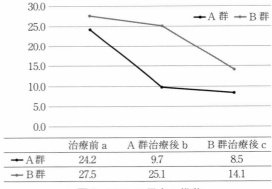

	治療前 a	A群治療後 b	B群治療後 c
A群	24.2	9.7	8.5
B群	27.5	25.1	14.1

図5　BDI-II 得点の推移

療法を数ヵ月行った5名と、他院にて主として抗うつ薬による治療を継続したグループ6名との間で分散分析を実施してみた（表6）。IES-R総得点において、群の主効果は認められず、時点の主効果のみ有意差が認められた。多重比較を行ったところ、時点a・bと比べて時点cの得点が有意に低く（それぞれ $t(9)=5.76, p<.01, r=0.71$; $t(9)=7.73, p<.001, r=0.73$）、時点a・b間には差が認められなかった（$t(9)=0.24, p=.82, r=0.04$）。一方、BDI-II得点においては、時点の主効果（$F(2, 18)=11.50, p<.01$, 偏$\eta 2=0.56$）に加え、交互作用が有意傾向だった（$F(2, 18)=3.64, p<.10$, 偏$\eta 2=0.29$）。単純主効果の検定を行ったところ、他院治療群のみ有意な結果が得られた（$F(2, 18)=15.43, p<.01$, 偏$\eta 2=0.76$）。他院治療群において多重比較を行ったところ、

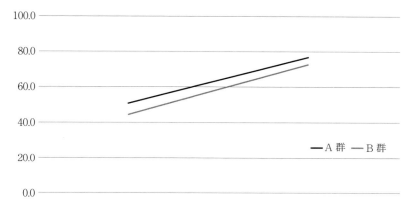

	治療前		待機群治療後		時期		群		交互作用	
	M	SD	M	SD	F	偏η^2	F	偏η^2	F	偏η^2
GAF スコア										
A 群	50.27	(3.74)	76.55	(4.68)	657.72**	0.97	9.63*	0.33	1.05	0.05
B 群	44.00	(5.69)	72.46	(3.20)						

$^+p<.10$　$^*p<.05$　$^{**}p<.01$

図6　GAF スコアの推移

表6　B 群の自院治療群・他院治療群の比較

	治療前 a		処理開始前 b		治療後 c		群		時点		交互作用	
	M	SD	M	SD	M	SD	F	偏η^2	F	偏η^2	F	偏η^2
IES-R 総得点												
自院治療群	43.60	(16.70)	45.80	(12.22)	16.80	(10.83)	0.06	0.01	24.68***	0.73	0.28	0.30
他院待機群	49.17	(16.61)	44.50	(16.24)	18.17	(8.78)						
BDI 得点												
自院治療群	22.60	(2.06)	22.20	(7.83)	17.20	(9.83)	0.30	0.03	11.50**	0.56	3.64$^+$	0.29
他院待機群	31.67	(13.37)	27.50	(9.66)	11.50	(8.42)						

$^+p<.10$　$^*p<.05$　$^{**}p<.01$　$^{***}p<.01$

時点a・bと比べてcの得点が有意に低く（それぞれ $t(9)=4.19,\ p<.01,\ r=0.72$; $t(9)=5.26,\ p<.01,\ r=0.66$）、a・b 間には差が認められなかった（$t(9)=1.22,\ p=.25,\ r=0.21$）。これらの結果から、簡易型トラウマ処理の効果と同時に、処理に入る前の治療がそれぞれの症状への効果に影響をする可能性がうかが

えたが、治療効果という側面について有意差は認められなかった。

3．それ以外の変化

プロトコールを終了した22名について様々な変化が認められた。子ども
への加虐が軽減した者が22名中実に13名に認められた。夫婦仲が改善し夫
と再び暮らすようになった者2名、新しい恋人ができた、再婚した者計3名、
新しい仕事につくことができた者3名、ゴミ屋敷が改善した者2名、子ども
への加虐をしていた夫と別居した、あるいは別居していたが離婚を決意した
者計3名、社会的養護にいた子どもが帰ってくることができた者1名など、
全体としては大きなプラスの変化があった。一方で、子どもが新たに保護さ
れ社会的養護に行った者も1名あり、治療中に多重人格が明らかになりその
後、そのための治療が必要になった者も1名に認められた。

4．その後のフォローの結果

本研究の結果をまとめたc時点から約1年間（時点cから平均354日）が
過ぎた状況での22症例の状況は、治療終結者5名、外来でのトラウマ処理
を終了し服薬のみの継続12名、外来でトラウマ処理と服薬を継続している
者4名、転医し治療中断になった者1名であった。

考　察

1．TSプロトコールの有効性

今回の結果ではTSプロトコール全体としての有効性が示された。TS処
方だけでもそれなりに効果があるのではないかと、当初われわれは考えてい
たが、こうしてランダム化比較研究（randomized controlled trial; RCT）を
実施してみると簡易型トラウマ処理を実施して初めて優れた効果を示すこと
が明らかになった。しかし対象者数が少ないこともあり、今回の結果は単純
にTS処方を含めた全体としてのTSプロトコールの有効性を示すものと考
えるべきであろう。

難治性をもって知られるC-PTSDに対し、通常の10分間程度の外来治療

でこのプロトコールを用いて治療を行えば平均5回程度の外来治療で、少なくともフラッシュバックは著しく軽減し、社会的適応が著しく向上することが明らかになった。またA群においてフォローアップ後に悪化が認められず、長期のフォローアップでも転医は1名のみであり、TSプロトコールの治療効果が一時的なものではないことが示された。

2．従来のトラウマ処理の問題

　従来のトラウマ処理の多くは大精神療法になってしまう。最も有効性が高いことが確認されているトップダウン型処理の代表、トラウマに焦点化された認知行動療法（TF-CBT）（Foa et al., 2007）の場合、90分〜120分のセッションを8回から16回行うことが求められる。この問題はC-PTSDの本質に正面からぶつかることである。圧倒的な対人不信のさなかにあるC-PTSD患者に定期的にきちんと外来に来てもらうことはそれ自体が大変に困難である。さらにトラウマ処理だけでは対応が困難な患者が存在し、その代表は解離性同一性障害である。この場合には自我状態療法（Watkins, et al., 1997）を行う必要がある。簡易型処理と自我状態療法とは大変に相性が良く、自我状態療法は簡易型処理を組み合わせて初めて外来での実施が可能となるという側面がある（杉山, 2020b）。

　普通の精神科、あるいは普通の臨床心理の外来で行う小精神療法として、特別枠を作らずに短時間に行える（さらに患者が突然の治療中断を重ねてもその後の再度の治療が可能な）簡易型のトラウマ処理が必要である。その1つが今回の治験で用いたTSプロトコールである。その利点は、安全であることと、一般的な精神科の外来で短時間に行うことができることである。重症のトラウマ患者に対して、少しずつ治療を行うことの重要性（titration; Levine, 2010）が強調されるようになった。実はわが国の皆保険制度はそのような治療を実施する時に、安価に何度も実施ができる点において有利である。

3．スタンダードなEMDRとの比較

　TSプロトコールはEMDRの体に働きかける要素を強拡大した派生形であり、フラッシュバック軽減のみに焦点を当てたトラウマ処理技法である。

表7　EMDR と TS プロトコールの比較

	標的症状	呼吸法の活用	トラウマ記憶への態度	タイトレーション	処理の過程
スタンダードな EMDR	トラウマ記憶	意識されず	積極的直面化	意識されず	フラッシュバック軽減・新たな記憶ネットワークの構築
TS プロトコール	フラッシュバックにまつわる身体的不快感	積極的活用	想起をなるべく避ける	なるべく短時間の治療を心がける	フラッシュバック軽減

スタンダートな治療技法と比較をすると（表7）、脱感作と再処理のうち、TS プロトコールは脱感作の部分だけ行っていて、再処理の部分が抜けている。それゆえフラッシュバックの軽減のみで治療が終了することはなく、1クールの治療を実施後、平均1年間経過後においても 22 名中 5 名のみが治療終結となっていて、未だ 4 名は継続的に治療を実施している状況であった。このように、TS プロトコールはそれのみでは総合的なトラウマ治療の技法にはなり得ず、フラッシュバック軽減後も再処理の部分の治療が必要であることが明らかである。TS プロトコールの役割は、複雑性 PTSD に対し、安全に初期治療を実施するところにあり、スタンダードな EMDR 治療を補完するものと考える。

4．今回の限界

　今回の治験に参加してもらった患者の大多数が、子どもの問題行動で受診した親の患者である。各尺度の得点は高く軽症というわけではないが、家庭を持つことができた実績のある患者であり、最重症の C-PTSD を集めていない点はこの治験の限界である。

　謝辞：本研究は、明治安田こころの健康財団 2020 年度研究助成を受けた。貴重な助成を頂いた財団に感謝したい。
　本論文は、堀田洋、涌澤圭介、和田浩平、鈴木太、森本武士、椎野智子、友田明美との共著である。共著者に感謝したい。

第4章

発達性トラウマ症と複雑性 PTSD 親子への家族併行治療

はじめに

　本章の冒頭に、検討しておかなくてはならない問題がある。それは今日の精神医学の「診断」をめぐる議論である（第7章で詳述）。この小論において診断は、「治療のための病気の分類」と定義しておきたい。

発達性トラウマ症と複雑性 PTSD

1．神経発達症の古茶分類による整理

　先に神経発達症の診断をめぐる整理をしておきたい。古茶分類（表17、157頁。古茶，2019）を用いて神経発達症を分けると表8の形になる（杉山，2021a）。筆者が発達凸凹と記したグループは正常からの偏りに属し、現在、児童精神科医を受診する児童の約9割を占めている。このグループは正常からの偏りであり、必ずしも医学的治療が必要ではないと筆者は考える。一方、自閉症は認知障害に基づくコミュニケーション障害を持つグループであり、その体験世界の理解には精神病理学（医学的心理学；笠原，1976）が必要とされ、つまり正常からの偏りとの間には断裂があるのでスペクトラムとして捉えることには問題がある。このグループは様々な生理学的不安定さを抱えており、幼児期早期から医療との関わりが避けられない。

表8　古茶分類による神経発達症分類（杉山，2021a）

	発達障害における分類	基盤となる病理
第1層	発達凸凹 （自閉スペクトラム症／注意欠如多動症・軽度知的症・発達性協調運動症）	正常からの偏り
第2層	自閉症 （コミュニケーション障害を持つ）	主として多型因子による 脳機能の異常
第3層	発達性トラウマ症 （トラウマ系神経発達症）	トラウマ起因の脳の機能的、器質的 変化と異常
第4層	器質的基盤のある自閉症 器質的基盤のある知的症	染色体異常、代謝病 器質的障害など

　トラウマ系神経発達症（発達性トラウマ症；van der Kolk, 2005）はASD/ADHD の診断になることが多いが（杉山, 2019a）、脳の機能的器質的異常を持つので難治性である。さらにこの親もまたかつての被虐待児であり、診断として複雑性PTSD（C-PTSD）の診断基準（鈴木，2019）を満たすものが多い。つまり世代を超えた治療的介入、親子併行治療が必要になる。

2．慢性のトラウマによって何が変わるか

　2022年公表のICD-11 において、ようやく複雑性PTSD が登場した。しかしすでに1990年代初めには、単回性のトラウマと長期反復性のトラウマとでは著しく臨床像が異なり、治療も異なることが指摘されていた（Terr, 1991）。慢性のトラウマによって何か変わるのか。友田（2017）、タイチャーら（Teicher et al., 2016）の一連の研究によって、被虐待は脳の器質的変化を引き起こすことが明らかになった。それは、性的虐待における後頭葉の萎縮、および脳梁の萎縮、暴言被曝による側頭葉の変形、体罰による前頭前野の萎縮、DV 目撃による視覚野の萎縮、複合的虐待における海馬の萎縮など、きわめて広範かつ重篤であり、一般的な神経発達症において、このような激烈な変化は認められないことからも、慢性のトラウマの方が神経発達症よりも重症であることが明らかである。被虐待児の脳波の異常率は神経発達症より高い（友田，2011）。最近のトピックスはエピジェネティックス（遺伝子

スイッチ）への影響である（Fujisawa et al., 2019;Park et al., 2019）。オキシトシンホルモンに関わる遺伝子など様々な所見が認められている。

　子ども虐待によって生じる愛着（attachment）症とは、安心感がない状態で育った子どもであり、極端なネグレクトが周囲に無関心で ASD と区別がつかない子どもを作ることは、一連のチャウシェスクベビーの研究（ERA sutdy;Rutter et al., 1999, 2007; Sonuga-Baeke et al., 2017）で明らかになった。クムスタら（Kumsta et al., 2010）は後年にわたって継続するものを自閉症様症状、抑制型愛着症、認知の障害、不注意多動の 4 症状にまとめた。一般的な被虐待児、つまり安心が欠けた状況で育った子の場合、多動・注意の転導性、社会性の欠落が学童期に生じ、カテゴリー診断では ADHD/ASD になる。トラウマはこころの傷ではない、脳の器質的機能的変化を伴う脳の傷である。

　わが国においても児童期逆境体験（The Adverse Childhood Experiences: ACEs）がもたらす負の影響について知られるようになった。フェリッティら（Felitti et al., 1998）は、17, 421 人の成人（平均年齢 57 歳）を対象とした調査を行った。生後 18 年間身体的虐待、性的虐待、心理的虐待の既往があれば各 1 点、および家庭の機能不全として、家庭内に服役中の人がいた、母親が暴力を振るわれていた、アルコール／薬物乱用者、精神疾患／うつ病／自殺の危険がある人がいた、をそれぞれ各 1 点とし、0 点から 7 点の 8 段階でスコアを付け、現在の状況との関連を比較するという方法で調査を行った。この調査によって様々なことが明らかになった。すでに半世紀前に、性的虐待 21％、身体的虐待 11％、心理的虐待 11％が存在したこと。また ACEs は重複して経験すること。たとえば性的虐待があると、他の ACEs を持つ割合は、女性において 2.0-3.4 倍、男性 1.6-2.5 倍に跳ね上がるのである。さらに ACES と嗜癖（タバコ、アルコール、薬物の常用）との間には強い相関が認められた。表 9 は ACE スコア 4 点以上と 0 点とを比較したオッズ比である。精神保健に留まらず、ほぼすべての健康に影響が生じていることがわかる。なぜこんなことが起きるのか。答えはフラッシュバックである。嗜癖が ACEs スコアに強い相関があることは述べた。辛いフラッシュバックへの自己対処として嗜癖が生じるのである。そしてタバコを吸い続ければ

表9　ACE スコア 4 点 + の場合（0 点と比較したオッズ比）
　　　 （Felitti et al., 1998）

• 慢性肺疾患（3.9）	◦ 喫煙（4.0）
• 虚血性心疾患（2.2）	◦ 肥満（1.6）
• 肝疾患（2.4）	◦ 運動不足（1.3）
• ガン（1.9）	◦ うつ病（4.6）
• 糖尿病（1.6）	◦ 自殺企図（12.2）
• 性感染症（2.5）	◦ アルコール依存（7.4）
• 脳卒中（2.4）	◦ 違法薬物使用（4.7）
• 骨折（1.6）	◦ 薬物注射（10.3）

慢性肺疾患や冠動脈疾患、アルコールをとり続ければ肝障害や肥満が生じてくる。さらに薬物を用い続ければ違法薬物使用になる。このフラッシュバックへの治療は精神医療の責任である。そして児童期逆境体験によるフラッシュバックの治療は、精神保健だけでなく、人々の健康な生活そのもの、さらには犯罪の防止など広大な領域に大きな寄与をもたらすものになる。

　慢性のトラウマによって生じる一連の複合的な症状の終着駅ともいうべきものが複雑性 PTSD である（Hyland et al., 2018; Brewin et al., 2017）。その概要をまとめれば、一般的な PTSD の症状である、再体験、回避過覚醒の 3 症状に加え、

　① 気分変動や感情コントロールの障害、暴力的爆発、自己破壊的行動、② 無価値感、恥辱感、罪責感、そして③ 対人関係を作ることの障害、人との安定した交流の障害、の 3 症状を加えた 6 症状が必須症状となっている。しかしながら慢性のトラウマが背後にあると、臨床症状は実に何でもありの状況になる。それらは神経発達症、気分変動、不安定な対人関係など、多岐にわたる。しかもこのことが、トラウマという問題を意識して臨床を行わない限り、まったく見えてこない。野坂（2019）はトラウマのめがねで子ども（とその親）を見ることを勧めている。ひとたびこの視点を得ると、われわれが出会う難治症例とはことごとくトラウマ系の親子であることにも気づくのである。

　発達性トラウマ症の場合、attachment の障害が、神経発達症の臨床像を

引き起こすことになり、それに慢性反復性のトラウマによる臨床像が加わる（杉山，2007）。つまり子どもといえども解離症状、フラッシュバック、気分変動などを併せて示す。さらにこの臨床像は異型連続性（heterotypic, continuity;Lahey et al., 2014）を示す。学童期には、発達性トラウマ症の症例は、カテゴリー診断では ASD/ADHD となり、トラウマ系神経発達症の子どもと、C-PTSD の親という組み合わせになる。このような親子に対し、子どもだけの治療を行っていても治療にならない。子ども虐待は家族の病理であり、元被虐待児である加害側の親の治療も同時に実施しなくては解決にならないからである。わが国の子ども虐待の対応が過った理由は実はここにある。子どもの保護だけで、その治療も、家族への治療もまったく行われてこなかった。その結果、次の世代に子ども虐待の連鎖を広げる状況が生じてしまい、今日の蔓延を招いているのである。

簡易型トラウマ処理を用いた親子併行治療

1．トラウマ処理

　精神療法の基本は、共感と傾聴であるが（宮岡，2019）、トラウマを中核に持つクライエントの場合、この原則に沿った精神療法を行うと悪化が生じる。それだけではない。深い介入は、クライエントにフラッシュバックを引き起こし、治療の記憶そのものを吹き飛ばすことさえ生じる。その結果、治療は悪夢のような堂々めぐりに陥るのである（杉山，2019a）。トラウマ処理は、フラッシュバック治療のために編み出された精神療法である。大きく分けて認知行動療法によるもの（トップダウン型；van der Kolk, 2014）と身体に働きかけるもの（ボトムアップ型；同前）とがある。第2章にすでに紹介した。

　最も有効性が高いことが確認されているトップダウン型処理の代表、トラウマに焦点化された認知行動療法（Trauma Focused Cognitive Behavioral Therapy: TF-CBT;Foa et al., 2007）の場合、90分から120分のセッションを8回から16回行うことが求められる。つまり大精神療法になる。このことの普遍的な問題は、それが複雑性 PTSD の本質に正面からぶつかることである。対人不信のさなかにあるクライエントに2週間に1回、8回とか16

回とか、きちんと外来に来てもらうことが如何に困難なことか、トラウマ臨床を経験している治療者なら了解できるのではないだろうか。言い換えると、それが可能だったクライエントの治療結果を集めれば素晴らしい成果になることも当然である。さらに小児用 TF-CBT の場合、オーダーメードのテキストを個々のクライエントごと作る必要があり筆者自身が治療を実施してみての実感として、1 人の治療者が同時期に処理できる人数は 2 名が限度ではないだろうか。つまり溢れかえるトラウマ患者に対応ができない。もちろんきちんと実施ができれば素晴らしい治療効果を示すのであるが。

　普通の精神科、あるいは普通の臨床心理の外来で行う小精神療法として、特別枠を作らずに短時間に行える（さらにクライエントがドタキャンを重ねても治療可能な）簡易型トラウマ処理が求められているのである。さらに講習によるライセンス制なしで行えることが好ましい。

　このような処理技法とはつまりトラウマ治療の初学者が行っても安全に実施できる治療手技である。

　筆者はこの十年余り試行錯誤を繰り返してきた。今日ようやくそのようなトラウマ処理を組み上げることができたと感じている。それが TS（Traumatic Stress）プロトコールである。発達性トラウマ症や複雑性 PTSD に焦点を当てて作成された治療パッケージである。

2．TS プロトコールの概要

　TS プロトコールについては第 2 章に詳述したが、ここでは概要のみ記す。C-PTSD のクライエントにトラウマ記憶の想起をさせると、限りなく溢れだしてしまい、収拾がつかなくなる。しかし、このトラウマ記憶は絶えずフラッシュバックが生じているため、身体の不快感として常在する。この身体的不快感あるいは違和感を標的として、トラウマ記憶の想起をさせないで処理を実施する方が安全かつ有効に処理ができる。中核は左右交互刺激と呼吸法である。筆者は左右交互の振動を生じるパルサーと呼ばれる EMDR（眼球運動による脱感作と再処理治療；Shapiro, 2001）の治療器具を用いている。呼吸法は胸郭呼吸によって地面から呼気を吸い頭頂から吐き出すという強い呼吸であり、座禅・ヨガの腹式呼吸と異なることに注意が必要である。

パルサーはインターネットを介して個人輸入になるが容易に入手することができる。2種類ありテラタッパーというパルサーとニューロテック社の製品とがある（NeuroTek, 2021;Theratapper, 2021）。実はニューロテック社の新しいパルサーはお勧めできない。新しいパルサーは高価であり、しかもデジタルになっていて振動回数の微調整ができず著しく使いにくいものになってしまったのである。一方、テラタッパーは振動がニューロテック社のものよりも荒く、不快な振動にならないために調整を行う必要がある。またテラタッパーはカウンターが付いていないので、左右交互刺激を自分で数える必要があり、この点が非常に不便である。2024年3月、学幸社から和製のパルサーが発売された。大変に期待されるところである。

　脱線であるが、特にニューロテック社のバルサーは、振動端子のプラグの接続部分の強度が不足していて、筆者のようなハードユーザーの場合、数年おきに振動端子が片方しか動かなくなりその都度新しいものを個人輸入で購入してきた。もっと丈夫で使いやすくさらに美しい和製のパルサーができないものだろうか（本論執筆当時。現在は、前出、学幸社より発売）。

3．処理の実際

　最初にクライエントの脈を測り、パルサーのスピードを脈に合わせて決める。これはクライエントが心悸高進した時に、どの程度の早さになるのかを想定して、現在の脈拍よりも早い速度に設定する（左右の振動を1とすると毎分90～120に相当する早いスピードである）。ついで以下の4つの部位に、パルサーを当て20回程度の交互刺激を加え、刺激を加えた後に、胸郭呼吸による強い深呼吸を1回行う。最初に腹（両側肋骨の辺縁）、次いで鎖骨下縁、次に頸（頸動脈の前の部位）、最後に頭（両側のこめかみ）、と4ヵ所に下から上に向かって左右交互刺激と深呼吸を繰り返し、身体の不快な違和感を頭頂から上に抜くのである（図1、36頁。杉山，2018a；2019a）

　この4セットによる簡易処理を終了後、残る身体の違和感を尋ね、違和感のある部位に、手動による両側刺激をさらに加える（図2、41頁）。たとえば、胸の辺りに違和感があれば、鎖骨の部位に両手でのタッピングを30回ほど行い、胸郭呼吸をする。また喉の辺りに違和感がある場合は、鎖骨および後

勁部に両手で同じく 30 回のタッピングと胸郭呼吸を行う。こうして数分の処理で身体の不快感を抜くことができる。この身体的不快感を抜くという治療を 4 〜 6 回行うと、フラッシュバックそのものが軽減する。このことが筆者の発見である。1 回のセッションはせいぜい 10 分間もあればできる。繰り返すが、トラウマに直接触れず短時間で行える処理こそ複雑性 PTSD の治療としては最も安全な治療である。

　手動処理の部位は 4 セット法と同じ所への左右交互タッピングである。腹、鎖骨、頭の部分は両手でパタパタと 20 回から 30 回やわらかく叩き胸郭呼吸を行う。頭は頭頂から下に両手を用いて交互になで下ろすという両側刺激を 20 回程度行い、その後に胸郭呼吸を行う。鎖骨と頭この部位に関しては、両手を交差させて対側に両側刺激を加える。この方がより高い効果を示すのであるが、その理由を筆者は説明ができない。パルサーを用いないで最初から手動処理のみでトラウマ処理を行うことも可能である（杉山ら，2019）。手動処理はパルサーの処理よりもさらに安全性が高く、またライセンス制を取っていないので自由に行っていただいてよい。手動処理の具体的なやり方は拙著（杉山，2019）の中の QR コードから動画で見ることができる。

　子どもの場合には、鎖骨下部への 2 セット（同側、交差：パルサーを交差させ対に当てる）から 3 セット（腹、鎖骨、頭 or 腹、鎖骨、鎖骨交差など）でよいことが多い。これはおそらく子どものボディー・イメージに関係するのだろう。子どものボディー・イメージは年少児であればあるほど、延長のない丸い存在である。成人のように下から上にパルサーを当てて行き、身体の違和感を抜かなくとも、中心部に位置する 1 ヵ所、あるいは身体の中心部と頭の 2 ヵ所への左右交互刺激で、身体的違和感を和らげることができる。子どもの場合もこの簡易型処理を 4 〜 6 回つまり 2 週間おきの外来では 2 〜 3 ヵ月ほど行うと、フラッシュバックが軽減して来て、日常生活の中でフラシュバックに振り回されることが減ってくる。

　TS プロトコールの科学的判定は、第 3 章に記した。

症　例

　提示する症例は、2歳女児Aと30歳母親Bの親子である。公表の許可を得ているが、細部を大きく変更している。親子併行治療の理念型としてお読み頂きたい。

　2歳の女児Aが、落ち着かない、他害、癇癪、発達の遅れを主訴に受診した。Aは初診の診察室でも動き回り、さらにくるくる回る、頭を打ち付けるなどの行動が認められた。母親Bによれば迷子になることもよくあるという。著しい偏食が認められ、奇声を上げてハイテンションになってしまい、睡眠がとれないという。初診時の印象は知的障害を伴う自閉症であった。母親Bは、Aの妊娠に気づかず14週まで放置した。妊娠がわかり父親と結婚した。1歳半健診で遅れを指摘され、療育に月3回通うようになったが、上記の行動がいちじるしいため保健センターからの紹介で保健師が同行して受診した。

　父親の家庭状況も不安定であるが詳細は割愛する。

　母親Bは、幼児期から激しい体罰を受けて育った。幼児期、父親が収監され両親は離婚し、その後、社会的養護を転々とした。その間にも身体的、性的虐待があったという。自立後、精神的不調が著しく、何ヵ所かの精神科のクリニックを受診したが、いずれも統合失調症という診断を受け、服薬をしたが、症状の改善はなかったという。子どもの頃から継続して、記憶の断裂、難聴、嘔吐、不眠、舌の麻痺、気分変動が続いており、不調時、自分を上から見降ろしている状況になることがあるという。直ちに母親Bにもカルテを作成し、親子併行治療を行った。当初、保健師が親子を連れてきての受診のため、月に1回の外来となった。

　患児の不眠に対し、プロペリシアジン1.5mg、プロメタジン5mgを開始し、療育通園の回数を増やすことを保健師に依頼し、パルサー（TSプロトコール）による治療を開始した。Aは2歳の幼児であったので、鎖骨部への2セットを行った。1ヵ月後、保健センターで実施した新版K式にてDQ90台と報告された。夜は眠るようになったが癇癪が続いていた。初診から2ヵ月後、2回目の外来。パルサーを続け、甘麦大棗湯半包を処方した。ここでやっと

依頼をしていた療育の通所が始まり、Aは週3回の療育通園に通えるようになった。

　初診から3ヵ月後、3回目の外来。療育に通い、癇癪が減り偏食も改善し、しっかり寝ていることが報告された。この時点でASDらしさは激減した。自己刺激的行動はみられなくなり、目線も合い、笑顔で入室し、自らパルサーを要求して、しっかり鎖骨に当て、深呼吸をし、簡易処理終了後はニコニコと退室をするのが認められた。

　母親Bは、初診後直ちに服薬を開始した（十全大補湯2包、小建中湯2包、炭酸リチウム2mg、アリピプラゾール0.2mg、ラメルテオン0.8mg、頭痛時に五苓散1包頓服）。Bには4セットパルサー（TSプロトコール）の治療を行った。1ヵ月目、TSプロトコールの4セットに加え、手動処理による鎖骨と首の簡易処理を追加した。2ヵ月目、悪夢が報告された。4セットに加え手動で首と頭の部位の処理を行った。3ヵ月目、同じく4セットに加え、手動で鎖骨、首、頭、再び首の簡易処理を行った。この3回目の簡易処理が終わって退室するときに、Bは「頭痛があるが、すごく楽になった、こんなに不安がない状態が本当にあるなんて……逆にそれが怖い感じで……今まで不安がないことなんて無かったんで」と述べて、涙をほろほろと流した。4回目でBにフルセットの手動処理を一緒に行い、それからBは1日何度か手動処理を家で行うようになった。このころになるとBは保健師に連れられなくても自分でAを連れて受診ができるようになった。

　すると7回目、自分の分裂感の訴えがあった。Bは過酷な過去の体験があるにもかかわらず整容が取れていて、このような場合には多重人格が背後にある可能性を考えるのが鉄則である。そこでTS自我状態療法を実施した。

　TS自我状態療法について、ミニマムな解説を加える。イメージを用いて家を作るところまではスタンダードな方法と同じだが、地下に降りず、家に入ったら直ちに「みんな集まって」と部分人格に呼びかけを行う。それぞれの年齢と性別名前を聞いた後、「平和共存、みんな大切な仲間、消える必要はない、皆で支え合い、記憶をつなごう」と心理教育を行い、さらに部分人格ごとにトラウマ処理を実施するという方法である。TS自我状態療法は1回のセッションが10分から15分で終了するため、通常の外来の枠で実施

が可能である。留意点としては、必ず主人格を通してコミュニケーションを行い、パーツを前面に出さないようにしている。最初は一番幼い子にアクセスしトラウマ処理を実施した後、全員で一緒に４セットの簡易型処理を実施し、平和共存を確認して終了する。次回から１度に１人格ずつ同様の処理を行う。パーツ間にコミュニケーションが可能になれば自我状態療法は終了してよい。つまり深催眠を用いずに部分人格の交渉や治療を行う簡易版であるが、詳細は拙論を見て欲しい（杉山，2020b　第５章）。強調したいのは、人格の統合は不要というより行わない方がよい。解離する能力を用いて生き延びてきたサバイバーから解離を奪ってしまうのは危険であり非治療的と思うからである。

　7回目、最初の自我状態療法で、男１人女２人が現れた。年齢を聞き、名前を付けた。小学校高学年けいた、小学校１年生あおい、成人女性まいである。主人格にイメージであおいを膝に抱いてもらい一緒にトラウマ処理を行った。小学生なので鎖骨部の２セットである。続いて全員で４セットを実施し、この回は終了した。

　8回目、けいたにアクセスし全員でけいたに感謝をし、一緒に４セットの簡易処理を行った。またまいにも全員で感謝して全員で４セットを行った。9回目、まいが名前を変えてくれと訴えたので、希望名を聞き、しおりに改名した。全員が協力を約束してくれ、全員で４セットを行った。自我状態療法を行ったのはこの計４回である。このように、実際に行ってみると自我状態療法を行う回数は３〜４回でよいことが多い。平和共存ができていて、それぞれの協働が可能になっていればそれでよいのである。10回目、しおりがあおいの世話をしてくれていると主人格Ｂから報告があった。さらに娘を叱っても吐き気が出なくなったと報告された。12回目、物忘れの時に「誰か知っている人」と部分人格に聞くようにしているという。体温が母子ともに36度になったというので驚いて確認すると、これまで一貫して35度以下だったという。

　ＡとＢの母子は安定した生活を送るようになったが、まだまだ継続的な治療が必要である。

おわりに──若い児童精神科医へのお願い

　この小論の最後に、児童青年精神医学を学んでいる若手の臨床医へ 45 年間児童精神科医として働いて来た臨床医からのメッセージを記しておきたい。それは文献を体験よりも上に置かないでほしいということである。臨床で体験したファクト以上に確実なファクトは存在しない。その体験と文献が示すいわゆるエビデンスが合致しないとき、みずからの体験を疑わずに取ってほしい。そこに新しいファクトを発見する入り口があると筆者は考える。なぜかと言えば、科学的判定を行う際、比較可能な形にするため、多様な精神現象を絞り込む必要が生じる。その過程できわめて重要な情報が抜けてしまうことがしばしばある。第 7 章でも詳述するが，精神医学は究極の複雑系ではないか。この視点に立てば、臨床というフィールドワークが、実は EBM を補完する役割を果たすことにもおのずから気づく。

　もう 1 つ。臨床医は終生にわたり、みずからの診療技術を磨いてゆくことが求められている。そうしないと患者の求めるサービスに対応できない慢性精神科医という遺物になり下がってしまうのである。

第５章

自我状態療法

自我状態療法の概要

１．多重人格生成の病理

　多重人格は、一人の人間のなかに複数の部分人格（ここでは「パーツ」と記す）が存在するという病理である。自己意識の生成の過程には、他者の存在が必要である。乳幼児期の発達過程において、安定した他者、とりわけ母親との愛着形成をとおして自己イメージが形成される。もしここで他者が七色に変化すれば、七色の自己が現れてくることになる。子ども虐待のように、あるときは殴られ、あるときは抱きしめられるというような状態が続くとすれば、自己の核となるものが非常に不安定とならざるを得ない。さらに愛着障害によって、自律的な情動コントロール機能の脆弱さ、つまりレジリエンス（resilience）機能の不全が生じる。その結果、容易に解離反応を生じ、スイッチング（人格交代）といった自我の分裂につながっていく。子ども虐待において、反復性のトラウマという自分のなかに統合できない辛い体験に対して、容易に解離による防衛が働き、その記憶を意識から切り離す。その切り離された記憶が核になって、別の人格が育ち始めるのである。強調しておきたいのは、状況に応じて自分のなかにいくつかのパーツが存在すること自体は、健常人においてまったく普通である、ということだ。われわれ自身も、仕事中のときと家庭でくつろいでいるときでは顔が変わる。しかしながら各パー

ツの間に記憶がつながっていれば、問題は生じない。

　自我状態（ego state）という用語について説明が必要であろう。人間の行動には一定のパターンがある。環境に適応するための行動パターンとその元の経験とが連結したものを自我状態と呼ぶのである。ワトキンス夫妻（Watkins et al., 1997）は、適応的な自我状態には境界線に透過性があるが、トラウマ起源の自我状態の場合は境界が硬く透過性（記憶のつながり）がないことを指摘した。通常の自我状態と、トラウマ起源の自我状態とが自由にアクセスできない場合は透過性がない状態である。自我状態が形成されるタイミングにはさまざまなレベルがあるが、治療の対象となるような多重人格においては、強いトラウマに個人が対処できない時に、解離によってその記憶を切り離し、切り離された記憶がその記憶を抱えたまま部分人格（パーツ）として脳の中に保持され、他の記憶から切り離されることによって生じるものである。

２．自我状態療法の概要

　自我状態療法は前述のワトキンスら（Watkins et al., 1997）が自我状態モデルを、臨床催眠の中に取り入れたのがはじまりである。催眠下で解離障壁が溶け、パーツに出会うことができる。だがそれだけでは治療にならない。パーツの抱えるトラウマ治療をおこなって、はじめて治療が成立する。その後EMDR（眼球運動による脱感作と再処理）を組み合わせた技法が開発され、多重人格の安全な治療が可能になったのである（Paulsen, 2009）。自我状態療法の目的は、自我状態同士の差異を認め、互恵性と協働性を尊重しながら各々の記憶をつなぐことである。言い換えると、複数の自我状態で構成される内的システムが良好に機能できることが目的である。基本的な流れは、

1. 自我状態にアクセスし、
2. 自己と内的システムについて理解する、
3. 自我状態間で話し合いや交渉を行う、
4. それぞれの欲求を満たす、
5. 自我状態間に平和をもたらす、
6. トラウマ処理を実施する、

という一連の治療である（福井，2012）。

　具体的な治療の手技を説明する。最初にクライエントの体の安全感がある場所を特定し、イメージでその部位に、芝生の公園とその中の小さな家を思い浮かべてもらう。イメージの中でその家の中に入って、地下室に通じる階段を探す。地下室への階段が見つかったら、ゆっくりとその階段を降り、地下室の扉を開ける。地下室において、さまざまな自我状態に会い、自我状態と交渉をしたり、トラウマ処理を行う。その後、お礼を言って再び地下室を後にして、再び階段を上り戻ってくる、というのがスタンダードなやり方である。このスタンダードなやり方を行ってゆくなかで、筆者は次に述べる簡易版の自我状態療法を主に用いるようになった。その理由は、スタンダードな方法では、地下室に行くときに時間がかかりすぎるのである。

　自我状態に会う場所をきちんと設定することが非常に重要であることはよく理解できる。そもそも地下室に降りるというイメージ操作を通して、徐々に深い催眠に誘導し、その催眠下で自我状態に会うというのがワトキンスらの作り上げた自我状態療法の技法であった。しかし多重人格を作るぐらいに重症の解離がある場合は、被暗示性は非常に高く、このような時間と手間をかけた催眠誘導を行わなくとも、パーツに会うことができる。また逆に、このような深催眠に誘導することは臨床催眠に精通している治療者でない限り危なくはないだろうか。さらに時間をかけて下に降りて行くというパーツとの交渉の場を作ってしまうと、治療の場以外でパーツにアクセスすることが逆に難しくなる可能性がある。そうすると、治療者としても、パーツの統合を目指しがちになるのではないだろうか。パーツの統合は治療上必要ない。むしろ無理な統合は避けるべきである。なぜなら、せっかく解離能力を磨き上げ、その力を用いて何とか生き伸びてきたクライエントに対し、解離する能力を取り上げてしまったら、治療効果以上の副作用が起きる可能性があるからである。

　筆者は、上記をさらにコンパクトにした簡易版を用いることが多い。その簡易版を行ううえで組み合わせやすいトラウマ処理が、筆者が開発した TS（traumatic stress）プロトコールである。複雑性 PTSD のクライエントにトラウマ記憶の想起をさせると、限りなく溢れだしてしまい、収拾がつかなく

なる。しかし、このトラウマ記憶は絶えずフラッシュバックが生じているため、身体の不快感として、常在する。この身体的不快感、あるいは違和感を標的として、記憶の想起をさせないで処理を実施する方が安全かつ有効に処理ができる。このことが筆者の発見である。左右交互に振動を作り出すパルサーを両手に握らせ、腹（両側肋骨の下縁）、鎖骨下、首の部位、頭（両側のこめかみ）、と下から4ヵ所に握ったままでパルサーを当てて、20回程度の交互刺激を加え、刺激を加え終わった後に、胸郭呼吸による深呼吸を1回行う。それを下から上に実施して、身体の不快感・違和感を上に抜くのである。この4セットによる処理を行った後、身体的不快感が残っていないかどうか確認し、残っていればその部にさらに両側刺激をパルサーで加えるか、あるいは両手でその部位に左右交互刺激のタッピングによる処理を行い、クライエントがスッキリしたと言うまでこの追加処理を実施する。複雑性PTSDのクライエントでも、この簡易処理を2週間おきに4～5回実施するとフラッシュバックが著しく軽減してくる（杉山，2018a）。

　筆者は試行錯誤をする中で、多重人格を作るまでに重症の解離性障害を抱える症例は、地下に降りなくとも部分人格に会えることに気づいた。ここで主人格を表者、部分人格を裏者と記すことにする。表の貴方、裏の方々などと臨床の場では呼ぶことが多いからである。

　TS自我状態療法の手技を以下に記す。

(1)　イメージの家を心臓の辺りに作る。これは、C-PTSDの場合、安全な場所はイメージできないし、体の安心感のある部位も存在しないからである。しかし心臓は、その人が生きている限りは最後まで動き続けているので、心臓が用いやすい。心臓のあたりに緑の芝生の公園とそこに立つ小さな家をイメージしてもらう。

(2)　家の扉を開けて部屋に入る。ここは心の中の部屋で、安全な場所であるから、いろいろな好きなものを持ち込んでもらい居心地を良くしてもらうことをお願いする。

(3)　「みんな集まれ！」と呼びかけ、集まった裏者たちを確認する。裏者たちの年齢と性別、名前を確かめ、名前が分からない場合にはこちらから提案をすることもある。

(4) 心理教育を行う。辛い記憶を抱え裏者が産まれたことを説明し、皆大事な仲間、皆平和共存、いらない裏者など1人もいないし消える必要もないことを告げる。

(5) 裏者とのコミュニケーションは表者を通して行う。表者に、「○○さんに聞いてください」「何と答えていますか」など、必ず表者を通して会話をするようにして、裏者を前面に出さない。

(6) 幼い子から処理を行う。年齢の一番低い子どもにアクセスし、簡易型トラウマ処理を実施。初回は幼い子へのトラウマ処理だけで終了する。

(7) 平和共存の確認。処理が終わったら、裏者の全員が互いに尊重し合い、記憶をつなぎ合うことを約束する。全員に参加を呼びかけ、表者に4セットによる簡易処理を行って終了する。

(8) 次回から、1回に治療する裏者は原則1名のみとし、1度に多くの作業をしない。

(9) コミュニケーションが治療目標で、それが可能になれば自我状態療法は終了してよい。

　このTS自我状態療法は、従来の自我状態療法と、どこが違うのだろうか。催眠状況を避け、治療の目標は表者と裏者、裏者間のコミュニケーションが成り立つことが目標である。それが可能になれば、たとえば仕事の時には、仕事が得意な裏者に協力をお願いするなど、その状況を得意とする裏者に対応をお願いすることで、社会的機能はむしろ向上する。催眠を用いずに内的なコミュニケーションを賦活する方法は、アクティブ・イマジネーション（Spiegelman et al., 1994）によく似ている。

　自我状態療法を通してでなくては、表裏者皆にわかってもらうこと自体が難しいことが多々ある。たとえば、裏者は怖い人ではないこと、裏者たちは大切な兄弟姉妹で、裏者と協働が可能なことなど。裏者は、漫画の主人公、過去の表者、表者が出会った人間等が取り込まれているが、加虐者は必ず取り込まれている。加虐者・迫害者がモデルである裏者の行動や思考様式は加虐者・迫害者に似ているので、表者も他の裏者も、怖がったり嫌ったりしている。しかし実際には表者裏者の守り手として働いていることが多い。さらに、裏者が自分の大切な人たちを傷つける行動をしたり、自らを危険にさら

す行動をしたりすることがむしろ普通なので、表者たちを守るプラス部分の働きが表者に見えにくい。

　自我状態療法では驚かされるハプニングに満ちている。ヘビ、サル、クマ、ウサギなど、動物しか出てこないので、地下室まで行くと、死に神が鎖で縛られて眠っていたという男性の性虐待の症例。にょろにょろがわっと出てきて、飛び回っていてどれも止まってくれない。その中に、米粒のような小さな女の子がいるので、その子に呼びかけて治療を行った長期にわたる被虐待の症例。さらに裏者が何十人もいて、家に入りきれず家からはみ出す症例（STP解離；若山ら、2023）。集まれと呼びかけると皆わっと逃げ出すので、年齢ごとのグループを作り、スクール形式でトラウマ処理を行った症例。体の各部位が別人格で占領されている、左手、右手、左耳（と頭半分）、右耳などそれぞれが別人格という。主人格はどうしたと聞くと、12歳頃に逃げてしまっていなくなったという症例などなど。

　さらに筆者は、表者裏者とも大変に弱く、当てにならないと感じられた時、守り手を送り込むということも行っている。日本の女性はキツネとの相性が良いようで、神様の白いキツネを送り込むのである。このキツネは、案外にしっかりと、表者も裏者も守ってくれる。

　このように、自我状態療法では即時の対応を求められることが多く、精神療法家としての力量がもっとも要求される治療技法と感じることも多い。

症　例

　症例を提示する。症例は公表の許可を得ているが、匿名性を守るため細部を大幅に変更している。

　小学校3年生の女児Aと30歳のその母親Bである。Aはコミュニケーションが取れないということと、学校での孤立を主訴に受診した。未熟児で生まれ、正常知能であるが、心理テストで不注意のスコアが不良で、ADHD-RS、PARSのスコアは共に高得点である。Bもまた、発達の凸凹が自分にもあるのではないかという。Bは自分の母親からは人格の否定に近い言葉を投げつけられ、激しい体罰も受けて育ち、実に5～6歳から希死念慮があった

という。高校生頃に破綻を来し、精神科での治療を数年間受け、最近まで服薬をしていた。子育ての中で自らの過去のフラッシュバックに悩まされ、「子ども育てたくない！　死にたい」と言って、ネットカフェに2日間閉じこもっていたというエピソードがある。親子併行治療を提案し、母親の治療を開始したところ、幻聴の訴えが聞かれた。自分の中に何人かいる感じがずっとしていたというので、自我状態療法を開始した。

　1回目、身体の安心間のある部位を右手と答えたので、右手の辺りに緑の芝生を思い描いてもらい、簡易型の自我状態療法を行った。「皆、出てきて」と声をかけると、数人が現れた。性別と年齢を確認し、名前を付けてもらった。30歳頃の女性、ユカさん。小さい赤ちゃんの女の子、チカちゃん。幼稚園、アンズちゃん。小学校低学年、ハッサクちゃん。小4ぐらいの女の子、コスモスさん。それ以外に、影のような人、ぼんやりしている男性がいるというので、ユキオさんと命名した。心理教育を実施し、最年少チカちゃんの治療を行った。協力者を募ったところ、コスモスさんが名乗りを上げたので、コスモスさんが膝にチカちゃんを抱き、さらにそれを主人格が抱いて、チカちゃんに感謝を述べて、パルサーをBに握ってもらい、皆一緒に鎖骨部位に当てるというイメージで、Bの鎖骨にパルサーを当ててもらい、2セットの左右交互振動刺激による簡易型処理を行った。この間、Bは泣き続けていた。

　2回目、今回はユキオさんを取り上げた。ユキオさんは少し渋っているというがユカさんが協力をしてくれて、全員でユキオさんに感謝を伝えることができた。全員一緒にやるというイメージで、4セットのパルサーによる簡易型処理を実施した。

　3回目、チカちゃん、アンズちゃんは早々見えなくなったという。ユカさん、コスモスさん、ハッサクちゃんも小さくなっている。コスモスさんは小学校中学年ぐらいの女の子とわかる。ユカさんを中心に、皆で4セットパルサーによる簡易処理を実施した。

　4回目、前回から様子がおかしい。ユカさんが怒っている。コスモスさんも寝てしまって、放っておいてほしいとコスモスさんは言っているという。コスモスさんのそばに新しい女の子が登場した。何を怒っているのか確認してもらうと、記憶をつないでだいじょうぶなのか、Bを主人格と認められな

いという。ユカさんによればこの新しい人が辛い記憶を抱えているという。名前を聞くとサクラさんという名前であった。中学生の頃、家の中に居場所がなく、その前後から、母親から怒鳴られ叩かれているときに意識を飛ばしていたことを想起する。皆に呼びかけて、再びパルサーによる簡易型処理を実施した。

5回目、コスモスさんとサクラさんの記憶を扱う。それぞれ小学校高学年、中学生の時のさまざまな記憶を抱えていたことが明らかになる。パルサーによる簡易処理を主人格のBと共に行った。

その後、数回の自我状態療法で主としてコスモスさんのトラウマ処理を行った。皆でコスモスさんに感謝をして、皆でコスモスさんを守る約束をした。こうして治療開始後6ヵ月目には協力をしていくことができるようになってきたので、自我状態療法はせず、外来ではAとBにTSプロトコールの簡易型処理を繰り返すだけになった。治療開始後1年あまり、皆仲良くやれているという。実の親に会った後に数日不調になる状態は続いているが、母子ともに安定した生活が送れていて、治療開始から2年後、母子ともにトラウマへの治療は終了となった。

自我状態療法の活用

1．リソースに会いに行く

これは解離性同一性障害以外の患者にも、あるいは治療者自身にも活用が可能な技法である。スタンダードなやり方で地下室に行き、そこで、リソースである自我状態に出会い、そこでクライエントが現在困っている問題を尋ね、リソースとしての自我状態からアドバイスをもらう。こうして出会ったリソースは、うすうす気づいていて言語化ができずにいるような問題やその解決方法について、実に的確なアドバイスをしてくれるものである。

2．喪の作業

これは筆者が試行的に行っている応用である。喪の作業が必要なクライアントに対して、自我状態療法を用いて、死者に会いに行くのである。

【症例　32歳女性C】

　夫は自衛隊のレスキュー専門の隊員であったが、夜間の救助訓練のさなか
に、ヘリコプターの操縦ミスによって墜落し死去した。自衛隊は深海からの
引き上げを試みたが、夫の遺体のみ引き上げができなかった。幼い子どもが
おり、その子どもと母親の相談を受けて治療を行った。事故から2ヵ月が過
ぎるまで、睡眠の確保など身体的なケアを行い、その後、子どもたちに対し
てはパルサーを用いたトラウマ処理を実施し、母親には自我状態療法を用い
た死者との対話とそれに続くトラウマ処理を実施した。自我状態療法は計4
回にわたって行い、Cは夫との対話を通して、夫への感謝と別れを告げるこ
とができた。子どもたちも、父親の死を受け入れることができた。Cは子育
てを十全に行い、また事故に対する責任について自衛隊側にきちんと対決を
することができた。つまり社会的機能を落とすことなく生活ができた。

　このような治療をこれまで数人に実施したが、それぞれに良い結果を得て
いる。

おわりに

　自我状態療法を実施して行くうえで必要な姿勢とは、心というものへの信
頼である。

　他のパーツから嫌われまくっている暴力的なパーツといえども主人格を助け
るために生み出されており、どのパーツも大切な兄弟姉妹である。心の働きが
生み出したものに、無意味なものは一つもない。個々のパーツに主人格がそ
して治療者が、深い感謝と敬意と信頼とを持ち続けることこそ、凄惨な心的
外傷体験を有するクライエントの治療を進めて行くのに必要な基盤である。

第6章

子育て困難家族の臨床

はじめに

　全国児童相談所子ども虐待対応件数は驚異的な増加を示し、2017 年において、周知のように 13 万件を超えた。ところでこの数字の非科学性についてご存じだろうか。かつて児童相談所「通告」件数とされていた数値が、いつのまにか「対応」件数に変わっている。そしてこのカウントが実は各児童相談所でバラバラなのだ。たとえば同じ事例が通告を受け処遇をしたときに、1 とカウントするか（通告調査と処遇と）2 とカウントするかなど。場合によっては同一県内でも統一が取れていなかったりする。これは十数年前から指摘をされているのにもかかわらず、全国統一された定義によってきちんとした統計学的な数値として成立していないのである。このことは、筆者にはわが国における子ども虐待への取り組みの実態を示す象徴のように感じられる。これでは「すごく増えた」ということを現しているに過ぎない。基本データがこれでは、いわゆる員数主義の一種で本気で取り組もうとしているとはとても思えないのだが。しかしこのレベルの数が積み上げられて行くとなると、もはや子どもに関わるすべての職種において、子ども虐待に出会わずには済まない状況に既になっていることは疑いない。

　ここに 2 つの疑問が生じる。1 つはなぜこのうような極端な増加を示したのかということである。もう 1 つは、この子たちはいったい何処に現れてい

るのかという疑問である。

　後者について、子ども虐待は非行として現れると考えるのが常識であろう。しかしながら、わが国の非行の統計はこの10年あまり減少を続けているのである。それでは何処に現れているのであろうか。この子どもたちが、難治性の発達障害としてわれわれの前に登場していると考えれば、臨床の実感に一致する。筆者による第四の発達障害（杉山, 2007）にしても、ヴァン・デア・コーク（van der Kolk, 2005）の発達性トラウマ症にしても、被虐待児が学童期において発達障害の臨床像を呈することを指摘している。もちろん、何ら素因がないところに現れることはないであろう。しかし、ASD/ADHDの素因は非常に一般的なものである。事実、幼稚園、保育園、さらに学校の現場において、発達障害のみならず、愛着障害を呈する児童が増えている。それは単純な発達障害に比べ、ひねりが入った反応をする子どもたちである。必ずダメ、イヤだ、やらないなどの反応を出す。他の子どもたちと協調がまったくできない。平気で嘘をつく。落ち着きがなく常にイライラしている。叱られるとフリーズするのみならず、褒められてもフリーズするなどなど。浜松市子どもの心の診療所の新患統計では、平成29年度の新患において、子どもに虐待歴ありは19.8％、保護者に被虐待歴ありは21.0％、家庭内のドメスティックバイオレンスは11.5％であった。周囲の小児科、精神科からより専門的な治療が必要ということで紹介された患者を集計すると、すでにこのような状況になっている。

　さて、先の疑問に戻る。なぜこのような極端な増加を示したのだろう。やはりこれまで表に出なかったものが出るようになったことが大きいのだろう。だが昨今の子ども虐待の通報件数の中で、性的虐待は2％前後であり、実態をまったく反映していない。まだすべてが表に出ているわけではないのである。もう1つ増加の大きな要因は、これまで治療ができていなかったからである。治療を受けずに放置されると、子ども虐待は次の世代に拡がってゆき、等比級数的な拡大再生産を引き起こす。子ども虐待がもたらすのは、愛着障害と慢性のトラウマである。EMDRを治療手技として持つわれわれは、この両者に対する治療的な対応を組み上げる必要がある。それでなくては、虐待の件数は減少に転ずることは望めないであろう。

子育て困難家族への治療

1．子育て困難家族の実態

　筆者の外来は集積度がさらに上がっており、継続的なフォローを行っている子どもたちの約7割が被虐待児、親にカルテを作り併行治療を行っている親の約8割が複雑性PTSD（Brewin et al., 2019）の診断基準を満たす（困難例が筆者に回ってくることが多いので、このような結果になるのであるが……）。ここで出会う親子例とは、数多く診療してみれば非常に似通った親子であり、次のようなパターンになる。子どもは機械的にカテゴリー診断を行うとASDとADHDの併存があり、被虐待の既往を持ち、学校で大暴れを繰り返すなど著しい不適応行動が認められる。親の側は様々なレベルの発達の凸凹と被虐待の既往があり、現在は加虐をしているか、父親からのドメスティックバイオレンス（DV）の被害者である。この親の側に双極II型類似の気分変動がある。このグループは、精神科未治療者は少数であるが、寛解を得られていない。この親子ともに、発達障害（凸凹）と複雑性PTSDの両方を持っている。

2．治療の妨げになる様々な「常識」

　このような親子の場合、親の治療を一緒にやらなくては治療にならない。しかしそれを避けるものが少なくない。その必要性を知っていても、親子を一緒に治療をするのは普通しないからやらないとなると、これはサービス業である医療従事者としては失格と言わざるを得ない。如何にこのような「治療者」が多いことか。

　一方、子ども（親）とのラポールを大切にしようとする治療者も多い。これは、トラウマを中心に抱える、神経症圏の対象とはまったく異なった臨床への経験の不足である。治療関係は特殊な対人関係であり、親子共々抜き差しがたい対人不信（愛着障害）を抱えるこのグループの人々との間に対人関係を築くとなると、治療が進展し症状が軽減してから後のことである。

　また、同じ治療者が家族内の複数のクライエントを同時に診ないというこ

とも通常に行われている。筆者はこの「原則」について、その根拠を調べて
みたが見つけることができなかった。おそらく週4回といったオーソドック
スな精神分析を行った場合には、クライエントにおける家族の問題はすべて、
その内的体験として扱われ、治療者が直接クライエントの家族に接する、あ
るいは治療をするということは、分析治療の妨げになるに違いない。しかし
ながらわが国の臨床において行われている週に1回、2週間に1回という臨
床において、特に子どもの臨床において、そしてトラウマ系の臨床において
は、家族全体を同一の治療者が治療を行った方がよい。筆者自身の臨床的な
経験ではトラウマ系に限らず重い症例ほど、家族の個々の治療を分けない方
が、トラブルも少なく治療が容易である。

　もう1つ、治療に関するライナー効果神話とでも呼ぶものがある。つまり
精神科療法において、時間をかけるほどよい、また薬物療法において、薬は
多いほどその効果を示すという先入観である。これは一般的な神経症レベル
の病態であればそうかもしれない。しかし複雑性PTSDにおいては、常識
とは正反対になる。つまり、時間をかけて傾聴するとどんどん状態は悪化す
るし、薬の量を増やすと副作用だけ強く出て薬理効果は見られない。複雑性
PTSDにおいて、タイトレーション（少しずつ治療を行うこと）の重要性が
漸く強調されるようになった。面接、薬物共に、非侵入的な治療に徹するこ
とこそ、この領域の治療の基本中の基本である。

3．治療の実際

　筆者が行っている親子併行治療というより、家族併行治療の実際を詳述す
る。

　家族を1度に外来に呼び込み、まず子どもの状況を、本人と親から確認す
る。次いで、次回の外来を確認し、子どもへの処方を行い、その後に、子ど
もに簡易型トラウマ処理を行う。この治療において、もっとも重要なことは
継続である。1回の治療費が比較的安価に済む、特に子どもの治療において
は公的なサポートが普及しているわが国の状況は、タイトレーションを維持
するうえで良い条件がせっかく用意されている。しかし後に述べるように、
治療の中断はきわめて多い。しかもこのグループは、自分の未来の予定の把

握ができていないことが多い。学期の終わりの終業式がいつの日なのか、親も子も把握していなかったりする。次回の予約を最優先に行うゆえんである。

兄弟例は年長者から実施する。子どもの簡易処理が終わったら、子どもに伝票を渡し待合で待つようにお願いする。

ついで、残った親に対し、親の状況を確認し、親の次回の予約を行い（親の方が子どもより回数が必要なことが多い）、親への処方を行い、次いで親への簡易処理を行う。この際、子どもが赤ちゃんの場合には、看護師にお願いをし、親の治療が終わるまで、子どもと遊んでいてもらうようにする。

この治療において、一家族、概ね10分間前後で診療が可能である。

4．TSプロトコールについて

EMDRは2つの要素を有する。1つは認知行動療法（CBT）としての要素であり、もう1つは身体に働きかける要素である。つまりトラウマ処理におけるトップダウンの要素と、ボトムアップの要素（van der Kolk, 2014）の両者を持っている。眼球運動なしでも有効という結果（Schubert et al., 2011）が注目をされているが、EMDRから眼球運動を引けばCBTになるのだから、重症の病理を持たない対象に実施したときに有効というのは当然である。EMDRが治療の対象とするのは、通常の記憶システムとは異なるトラウマ記憶への治療であり、眼球運動・両側刺激などのボトムアップの要素こそ、EMDRのトラウマ処理としての特性である。逆に、トラウマに対して、実はCBT抜きでも両側刺激だけで治療効果があり、複雑性PTSDや発達障害のクライエントに対してはむしろこのCBT抜きのボトムアップによる治療手技が優れた効果を有するのである。第2章、第4章において具体的な方法については詳述した。

またパルサーを用いた4セットで除反応が起きる症例（これはほぼすべて、世代を超えた性的虐待の症例である）も、手動による両側刺激が有効である。

子どもの場合には、鎖骨への2セット（同側、交差；パルサーを交差させ対側に当てる）から3セット（腹、鎖骨、頭or腹、鎖骨、鎖骨交差など）でよいことが多い。これはおそらく子どものボディーイメージに関係するのだろう。子どものボディーイメージは年少児であればあるほど、延長のない

丸い存在である。成人のように下から上にパルサーを当てて行き、身体の違和感を抜かなくとも、中心部に位置する1ヵ所、あるいは身体の中心部と頭の2ヵ所への左右交互刺激で、身体的違和感を和らげることができる。この簡易型処理を4〜5回、、つまり2週間おきの外来では2ヵ月半ほど行うと、フラッシュバックが軽減してきて、日常生活の中でフラシュバックに振り回されることが減ってくる。

5．愛着の修復

　これまで成人になってからの修復は不可能と筆者は考えてきたが、いくつかの臨床家による技法が開発されるようになった。1つは、嶺輝子の開発をしたホログラフィートークを用いる方法である。また神田橋（2019）がいくつかの愛着の修復方法を考案している。なかでも神田橋による「コアラの気功」は秀逸である。これはクライエントが机に座り、その前に、母親、父親、パートナー、子ども座り、おんぶの形を取り、0から現在の年齢まで一緒に声を出して数える。それだけである。神田橋はマイナス1から数えることを提唱しているが、実際に子どもにやってみたとき、「マイナス」という意味が伝わらないことが多く、筆者は0から開始するようにしている。この気功を行うと、呼吸を同軌させることができる。それが強い一体感を生じ、親子の時には一瞬にして緊張が和らぐのを見ることがある。

6．処理の前にチェックが必要な精神症状

　第1は、双極性障害である。ここで問題となるのは双極Ⅰ型であり、躁の時にいろいろなトラブルが起き、うつの時に自殺未遂が起きる。一般的には双極Ⅱ型類似の気分変動であるが、こちらはこの後述べるTS処方とトラウマ処理で治療ができる。双極Ⅰ型は周囲の親族に躁うつ病の人が必ず存在するので、家族歴をきちんと聴取することが何より大事である。ちなみに双極性障害において抗てんかん薬が有効な症例とは、中西（2019）によれば思考障害や意識変容が生じる場合であり、それ以外の場合はリチウム以外に有効な治療法がない。双極Ⅰ型の場合、予防薬として用いる場合と、躁状態の治療として用いる場合とでは服薬容量に大きな差があり、アドヒアランスを考

えると炭酸リチウムの50mgから100mgの服薬という量に収まるのではないか。服用を続けてくれる副作用の少ない量が、最良の維持量になるからである。

　第2はADHDである。元々あったのか、愛着障害から生じた不注意多動かという鑑別はほとんど不可能であるが、ADHDの存在によって、衝動行為から生じるトラブルが加算されるケースの場合は抗ADHD薬の服用は有用である。特にグアンファシンは愛着障害を基盤としたADHDにも有効である。

　第3は、解離性同一性障害（Dissociative identity disorder; DID）の存在である。スイッチングがあまりに強い場合には、背後に多重人格が潜んでいないか考慮する必要があり、そのような場合には、自我状態療法を合わせて用いることが必要になる。

　そして何よりも、第4に日内リズム障害のチェックである。つまり規則正しい健康な生活をしているかどうかという問題である。心はからだの一部なので健康な生活を送らないと治療はできない。だがこのことがきわめてめて難しい。不眠の理由がフラッシュバックであったりすると、トラウマ処理を行うことが唯一の治療法になる。

7.　薬物療法、TS処方パッケージ

　表2（20頁）にTS処方を掲げる。TSプロトコールの治療パッケージとして考案したものである（杉山，2019）。筆者は最近まで、「TS処方3」という被害念慮を主とする患者にオランザピンを用いた処方を考案していたが、実際に用いる機会は著しく少なく、また被害念慮に対しては「TS処方2」で十分であるので、2つの処方だけでよいのではないかと考えるようになった。

子育て困難家族とドタキャン

1.　複雑性PTSDとドタキャン

　複雑性PTSDが認められる親子症例においてドタキャンは非常に多い。

筆者は子育て困難家族の治療の過程で、次第にこのタイプのドタキャンに悩まされるようになり、その対策の検討を行う必要性を感じるようになった。スパーら（Sparr et al., 1993）によると、一般の精神科のドタキャン率は8.8%であるという。試みに筆者の外来のドタキャン率を調べてみたところ24%（！）であった。たとえば子どもが3人いて、1人が虐待を受けていて、他の2人が受けていないということはない。すると子どもが3人、親が1人という外来になる。こうした1家族がごっそりとドタキャンとドタカムを繰り返す。時間がかかる親子の場合、なるべく時間が取れる枠を選んで次の予約を入れるのが常である。しかしそこで来院をせず、推し測ったように最も混雑した日に、ドサッとその家族が割り込んでくる。

　ドタキャンの要因となるものを挙げて見る。第1は重症な解離である。先のスパーらの研究で、PTSDと（and/or）薬物依存にドタキャンが多く、その理由として治療に対する両価的な感情を取り上げている。しかし複雑性PTSDレベルになると解離の常在がむしろ大きな問題である。このグループの解離のすさまじさは治療で向き合った経験を持つ者以外にはなかなか伝わらないのではないかと感じる。少しでも不快なことは意識から弾き飛ばしてしまう。自分が作った昨日の夕食の献立を思い出せない。出来事を時系列で辿ることができない。瞬間瞬間を生きているという状況も決して希ではない。DIDを抱えていると、治療に来た人格以外には、治療の記憶を捨てていたりする。

　第2はADHDの存在である。もともと発達障害臨床の中でADHDのドタキャンはよく知られていて、ゾンダーガード（Soendergaard et al., 2016）の調査によると、治療期間中に4割以上が3回以上のドタキャンがあったという。先に触れたように、解離とADHDの鑑別は不可能と言ってもよくいずれもしばしば認められる。

　しかしながら、何よりも重い要因とは、他者への深い不信の存在である。考えてみれば複雑性PTSDの診断基準にそのことは明記されているのである。外来治療は、非常に特殊な形ではあるが、対人関係の1つである。診断基準のままに、彼らは対人関係を維持することに問題を抱えており、抜き差しがたい人への不信が存在する場合がむしろ普通である。DIDの場合には、

治療場面で主人格に向かって「信用するな」とつぶやくパーツがいたりする。おそらく、解離よりも不注意よりも、この要素こそが、複雑性 PTSD の患者の予約通りの受診を妨げる要因になっているのだと考える。そして少し良くなると、もう大丈夫とばかりに受診が途切れる。その多くは、大分時間が経った後で、また不調になったと再受診をする。こんなことが何度か繰り返され、いつの間にか本当に来院しなくなって卒業となる。

2．ドタキャンへの対応

　被虐待の親子をめぐるドタキャンは、いずれも複雑性 PTSD の病理に密接に絡んだ問題ばかりである。つまり、それほど簡単に克服できるとは考えられない。すると必要なのは、ドタキャンをなくすよりも、ドタキャンを治療の妨げにしないための諸工夫である。

　筆者の主たる外来である「浜松市子どものこころの診療所」においては、ソーシャルワーカーおよび外来看護師が、ドタキャン時の後のフォローを実施し（電話をかけることも積極的に行い）、次の予約を取るためのサポートを行っている。また日常的な相談を常時受けている。さらに地域の保健師や児童相談所のスタッフが、同行受診をしてくれる場合も多い。このようなサポートが、不安定な親子のか細い治療意欲をつなげている。

　この不安定な親子への治療を行うにあたって、筆者はこの小論にまとめた様々な臨床的な工夫を積み重ねてきた。短時間の処理、そして、高容量処方を行わないことである。彼らは大量服薬による事故も実に多い。1 度に 2 週間分を服用されても、またいきなり服用を止められても安全な量で維持することが重要である。

　そしてドタキャンとドタカムをニコニコと受け入れる気持ちを治療者側が常に維持することである。彼らは逆境を乗り越え、家族を必死に維持している人たちであり、そのことへの敬意と暖かな支援の気持ちを切らさずに持って治療に当たることが何よりも大切ではないだろうか。それなくしては、子育て困難家族への治療は成立しない。

第 II 部

精神科臨床の課題と展望

第7章

精神医学の診断をめぐって

精神医学は何処に行くのか

　筆者はこの数年間、精神医学の王道から大きく逸脱し、年々その傾向が増している。臨床における試行錯誤の末ではあるが、その要因は開き直ってみれば、精神医学の診断とは何か混沌としてきたことに尽きる。

　この小論では、診断とは治療のための病気の分類と定義しておきたい。現在世界で行われている精神医学の診断は、疾患診断ではなく、理念型による診断である（古茶, 2019）。理念型とは、マックス・ウェーバーが社会科学を科学として成り立たせるための検討の中で作られた概念であり（Weber, 1904）、それを精神医学に応用したのは周知のようにヤスパースである（Jaspers, 1913）。理念型による診断とは症状に基づく診断である。最近になって、理念型診断において、症状論に基づく基礎的症状外のものが含まれることに気づいた。その代表は、対人的相互交流の場に示される反応様式である。そもそも精神症状は行動様式において示される。経験のある児童精神科医であれば、5階の窓から通りを見下ろしていても、道を歩く自閉症児を拾い出すことは容易である。ちなみに筆者は、どんな場所に行っても自閉症児に出会ってしまうのであるが……。こんなことが可能なのは、彼らに独特の行動特徴があるからに他ならないのであるが、このようないわばアナログ的な情報は、症状論という言語による切り取りのみでは拾うことができない。実はこのこ

とがカテゴリー診断全盛の中で診断の拡散を招いてしまう。成人の発達障害診断において、成人を対象としてきた精神科医の方が児童精神科医よりも甘い（？）のはこの理由による。これは、ひょっとすると大きな問題なのかもしれない。挑発的な書き方になるが、エビデンスとして公表されている文献だけをまとめれば、それで臨床の専門家となり得るであろうか。それは無理と言う他はない。かならず実地臨床の研修が必要であるし、臨床陪席が研修において必要であることはどの大学の精神科の教授でも認めるのではないだろうか。たとえば発達障害の診断を行うのであれば、これまで発達障害を対象としてこなかった精神科医は、文献だけを見るのではなく、まず児童精神科の臨床場面を見学するべきなのであるが、どうもこんな基本的なところがたぶん世界的におかしくなっているのである。

　さて、DSM-5 も理念型による診断である。ところが最近の科学で示されたものとは、従来の理念型診断に横断的な多型変異の存在である（黒木, 2020）。有名な一例として 22q11.2 染色体異常（VCFS 症候群；Zinkstok et al., 2019）は、統合失調症、自閉スペクトラム症（ASD）、注意欠如多動症（ADHD）、双極性障害など多彩な精神科疾患が認められる。主要な精神科疾患はゲノム変異ということで見れば多くの一塩基多型（SNP）、またコピー数多型（CNV）の変異が同定され、診断横断的に共通のものが多数認められる。最新の報告では精神科疾患に同定された SNP は 1,223 も認められた（Horwitz et al., 2019）。

　少し臨床の視点から茶々を入れたい。たとえばこの VCFS 症候群において診断に何を用いているのかと言えば、従来の DSM によるカテゴリー診断である。そうなると VCFS 症候群に併存した統合失調症や自閉症が、一般的な統合失調症や自閉症と本当に同じものなのか、どうしても疑問が浮かんでくる。自分の乏しい経験でも遺伝子的な変異があって ASD と診断をされている児童、青年の臨床像は、発達障害を専門としてきた児童精神科医から見たとき異質性を感じることが多い。それは顔立ちとか、小奇形とかいった容姿の違いではない。それこそ行動様式の中に、他の一般の発達障害とはいくぶんか異なった要素が認められるからである。この症候群のうえに生じた統合失調症に対して、普通の抗精神病薬の治療を行ってその治療が可能なの

であろうか。文献をひっくり返してもよくわからないのだが。

　さてそれではゲノム変異によって、精神科疾患の新たな整理整頓ができるのであろうか。こちらも壁にぶつかっているように見える。たとえば統合失調症において、1つの変異の示す発現リスクのオッズ比は1.2以下であり、つまりきわめて低く、その中で、発症リスクのオッズ比が2～50という高いCNVが認められるものは、同患者の2.4％に過ぎないと報告されている（Kirov, 2015）。現時点ではゲノムから精神科疾患を特定することはいまだ困難であり、そもそもDSM-5はその作業が無理という判断から再び理念型診断を採用したのである。さらに順次バージョンアップする予定が7年を経ても行われていないのはこの領域が壁に直面しているからに他ならないと門外漢からは見える。

　なぜこんなことが起きるのか。おそらくそれは脳が究極の複雑系であるからだ。神経発達症の脳研究から示された重要な所見は、子どもの脳の可塑性である。ハンディキャップに対してそれをカバーするために代償が形成される。具体的な一例を挙げれば、高名な自閉症者テンプル・グランディンの脳の拡散テンソル画像を見ると、視覚野が一般の成人に比したときに数倍の大きさに広がっていて、まさに映像で思考するための脳が作られている状態が示されている（Grandin et al., 2014）。これを可能にした要因を考えてみると、元々のゲノムの基盤以上に、おそらくは環境因から来る生体へのストレスである。近年、エピジェネティクス（遺伝子スイッチ）をはじめ、環境要因もまた臨床症状の発現に大きく関係することが明らかになってきた。

　さてこのように、こころの病気の科学的な診断をめぐって混沌とした状況が続いていると見える。ところが臨床の場では、DSM診断が広まった結果、家族歴も生育歴もきちんと取らずに診断が行われ、少なからぬ量の薬物処方が躊躇せず行われている。日常的な精神医学は、科学の進展から解離した形で粛々と（？）臨床が続けられているのだ。これまたどうしてこんなことが起きているのか。

　精神科の歴史の中で、今われわれはどこにいるのか、そして精神科診断はこれからどうなって行くのか。さらに現在の精神科診断に意味はあるのか。ここまで来ると今の精神科治療は果たして意味はあるのか、向精神薬治療に

よる薬物療法は現行のままで良いのかと、どんどん疑問が拡がってしまう。

　こんな状況に対し、あくまで臨床の視点から、問題提起とまとめとを試みるのがこの小論の目的である。

　このような疑問に答えるためには、一臨床医の届く知識の範囲では困難である。筆者は黒木俊秀先生（九州大学大学院人間環境学研究院）との対話を通し実に多くのことを教えていただいた。責任転嫁するわけではないが、以下の議論の多くを黒木先生からのご教示に負っている。

カテゴリー診断とディメンジョン診断

　DSM-5 では精神科疾患、特にパーソナリティ障害に関する検討から、その疾患単位がカテゴリーに分離することが困難であり、ディメンジョナル・モデルに合致することが示され、その結果、階層を想定した多軸診断が消えることになった。特に大きな影響を与えたのは、パーソナリティ障害の5つの因子仮説である（Goldberg, 1992）。5つの因子のそれぞれの重なり合った要因の強さの組み合わせによって、パーソナリティ障害の診断的なカテゴリーが説明され、相互の診断には多くの重なり合う領域が存在していて、さらに大事なことは健常な通常の成人にも切れ目ない連続性を持つことである。このようなことが、ほぼすべての基幹となる診断カテゴリーにおいて認められることから、科学的な診断は、カテゴリー・モデルからディメンジョナル・モデルへと転換された（黒木, 2021）。デメンジョンは「広がり」とか「寸法」を表す言葉（女性のスリーサイズもこの単語で表す）で、科学的な記載では次元を示す用語であり、黒木は「特性」と意訳している。カテゴリーが独立性の高い範疇的分類という意味で用いられているのに対し、ディメンジョナル・モデルは、多次元的連続体としての診断ということを示している。多数の集積と数学的解析によれば、すべての精神科疾患は相互に関連性があり、さらに正常との間に連続性が認められる。これはゲノムレベルの変異がその集積によって疾患を形成するという多型変異による疾患という仮説に合致する（図7, Krueger, 1999）。どうやらこの形の診断が、現在のところ最も科学的事実に近いようであり、その到着点は精神疾患の階層的分類法

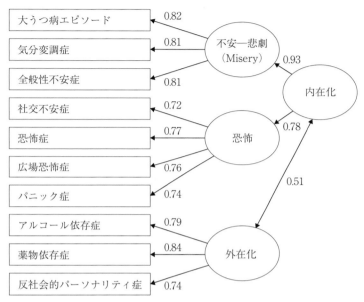

図 7 大規模データによる精神科疾患の関連（Krueger, 1999）

（Hierarchical Taxonomy of Psychopathology ; HiTOP. Krueger et al., 2018）
である（図 8）。

　さて筆者は臨床において、こうした科学的な研究の成果とは異なった視点
から、カテゴリー診断の問題に直面することになった。その最初は ASD の
併存症状の問題である。この問題は第 11 章でも取り上げる（杉山，2021a）。
たとえば、統合失調症の症状をもつ ASD は珍しくない。統合失調症の診断
基準を満たす症例を検討してみると被害念慮がほぼ全員に認められるが、し
かし同時に全員に迫害体験も存在し、幻覚の多くはタイムスリップによるも
のであったが、一部、真性の幻覚と考えざるを得ないものも認められた。コ
ンラート（Conrad, 1958）の言うアポフェニー（周囲の変容感）は過半数
に認められるが、しかしアナストロフェ（全てが自分を中心に回っていると
いう自己中心性への変容）まで進行するものは皆無である。ごく少数に、強
迫症状など生活の退行と陰性症状様症状が認められ、非常に希にではあるが、

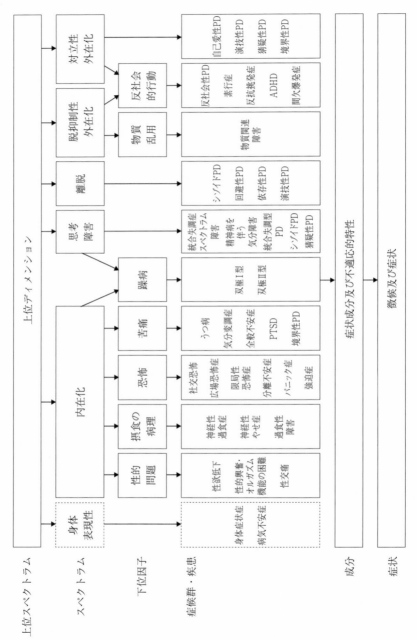

図 8 HiTOP 連合体（Consortium）モデル（Krueger et al. 2018）（PD：パーソナリティ障害）

96

急速な著しい退行を示す者もいた。しかしフォローアップするうちに、全員がそこから回復するのが認められた。そうなると抗精神病薬の服薬はまったく必要がなくなってしまった。現在筆者はむしろ ASD の存在は、普通の統合失調症の経過を阻害する抵抗因になっているのではないかと疑うようになった。さらに幻覚は、青年期の一過性幻覚（杉山，2021b）などの存在を見ても、結構簡単に起きる（かもしれない）とも考えるようになった。

　ASD に併存したうつ病となると、このような特徴はもっと著しくなる。本人のみならず、ASD の親や兄弟にもうつ病は多い。しかし自験例では、ASD のみならずその親族も非常に少量の薬で軽快を得ることができる者が多い。

　たとえば、ASD で幼児期からフォローしてきた 20 代女性である。大学を卒業し専門職に就き、数年後、職場の対人関係に悩み抑うつが生じ、相談に再び現れた。抑肝散加陳皮半夏と炭酸リチウム 1mg のみの服用で、3ヵ月後には完全寛解をした。

　さらに 40 代の ASD 兄弟の父親は大手企業で働いていた。著しい抑うつが生じ、この父親が子どもたちの主治医である筆者に相談に来た。一見、典型的なメランコリー型うつ病で、強い制止、希死念慮があり、軽度だが、気分変動も見られていた。すでに他院でエスシタロプラム（レクサプロ）40mgを処方されむしろそのためにイライラが強くなっていた。レクサプロを速やかに減薬、炭酸リチウム 1mg とアリピプラゾール 0.3mg を服用、不眠用にラメルテオン 1.6mg の服用のみで、約 4ヵ月間の治療で完全に回復、その後も、ラメルテオンのみしばらく服用していたが、それもその後に離脱した。

　つまり同じ診断カテゴリーで診断されても、基盤となる問題の存在の有無で、少なくとも対応法が著しく異なってくる。このような発達障害の併存症の違いを先のディメンジョン・モデルの診断分類に照らし合わせてみると、ASD の基盤は、うつ病や、統合失調症の症状を引き起こしやすいリスク因子にはなるが、その典型的な症状発現というか、疾病の重症化に関してはむしろ抵抗因子になるということになる。

　ASD 以外にも、その存在によって大きく臨床像が異なる病態はもう 1 つある。言うまでもなくトラウマの既往である。トラウマが引き起こす何でも

ありについては、第12章の中で指摘している（杉山、2021a）。ただし、こちらの方はどうもASDの併存症の問題とは違うレベルの問題ではないかと最近考えるようになった。たとえば解離性の幻覚を統合失調症と診断するのも、複雑性PTSDの気分変動を双極性障害と診断するのも、しっかり確認すれば症状そのものが質的に違うので単純な誤診である。サリヴァンはこのグループを統合失調症と診断していたようであるが（Sullivan, 1972）、C-PTSDの問題は、発達障害以上に精神科医に認識されていないので、こちらは知識と経験の不足の問題に過ぎない。精神科診断をめぐって、C-PTSDが示す問題提起は別のところにある。それは精神科疾患における環境因の重みを示すモデルとしてである。

トラウマとその後遺症

　よく知られているように、ルーマニアの旧チャウチェスク政権下での経済的困窮と多産政策の中で、大量のストリートチルドレンが生じ、それらの子どもたちが劣悪な環境の児童養護施設で育てられていた。その施設養育の子どもたちへの介入研究は、英国―ルーマニア里子研究（ERA研究, 1999）、およびブカレスト早期介入プロジェクト（BEIP, 2014）としてまとめられている。この中で里親養育によって、愛着行動そのものは大きな改善が認められたが、脱抑制型の対人関係行動が里親養育の中でも改善されないと報告された。これがDSM-5で、反応性愛着症から脱抑制型対人交流症を分けることになった。しかしながらERA研究のその後のまとめ（Kumsta, 2010）や最も新しい報告（Sonuga-Barke, 2017）を見ると、脱抑制型対人関係行動はゼロにはならないものも著しく軽減し、ADHD症状がむしろ徐々に目立つようになることが示されている。BEIPでも子どもが小学校年齢に達したときに、抑制コントロールの問題が強く残ることが示されている。さてADHD症状に類似する抑制コントロールの苦手さとは、臨床においてどんな症状として認められるのだろうか。これは被虐待児に広く認められる、衝動性を伴ったハイテンションではないかと筆者は考える。これは臨床の観察からは、明らかに日内変動が認められ、朝はむっつり不機嫌で、徐々に易刺

激性が亢進し、夜にはハイになって走り回るといった状況が多く、DSM 診断に当てはめれば、やがて重篤気分調整症（DMDD）になる。これが一義的な愛着行動とは別の問題として起きるのである。

　ラターは ERA 研究で明らかになったのは、被虐待児の示す症状の異質性であると記した（Rutter, 2009）。筆者はなぜこれを異質性とまとめるのか理解ができない。個人の元々の遺伝的な基盤の差や収容の年齢、時期、里親による介入の開始の年齢などでそれらの症状が多く異なるのは、何というか当たり前であろう。むしろそのマイナスの影響の全体としての大きさにこそ注目すべきなのではないだろうか。友田、タイチャーの一連の研究（Tomoda et al., 2009, 2011, 2012；友田，2017; Teicher et al., , 2016）によって、マルトリートメントの影響は、成人に至ったとき、脳の機能的のみならず、器質的な変化をも引き起こすことが明らかになった。それは、精神症状を除外された対象で、対照群に比して 1 割前後の体積の減少などの激烈な変化である。アロスタシス（allostasis; 動的適応）は生体維持のためのホメオスタシスの反応過程で、変化することで体内環境の安定性（ホメオスタシス）を維持することを意味し、急性のストレスに対し適応していくプロセスを説明する概念として用いられる。この過程の中で、むしろ生体にはマイナスの方向にずれて行く働きが時に生じる。安全が著しく脅かされる状況において、生存のための脳のメカニズムが自動的に総動員される。脳下垂体から副腎に至る警戒ループが作動し、様々な神経ホルモンによる、全身を巻き込んだ一連の対応が生じ、生体は戦闘モードに転じる。ストレス状況が長期間にわたり継続すれば、副腎皮質ホルモンの過剰状態が、長期的には神経の再生を妨げ、脳にむしろ強いダメージを与えることに代表されるように、むしろ生体へのマイナスが生じてくる（表 10；Charney, 2004）。これが子ども虐待をはじめとする慢性のトラウマによって生じるアロスタシスの過程であり、子ども虐待によって脳が萎縮を初めとする変化を生じる基本的メカニズムでもある。さらに最近のトピックスは、トラウマによるエピジェネティックスへの影響である（Fujisawa et al., 2019; Park et al., 2019）。

　有害環境に対する症状発現の個人差という問題に関して、1 つの要因は年齢による感受性の違いである。性的虐待によって生じる脳容量の減少は、海

表10 ストレスに対する生体の反応（Charney, 2004一部改変）

・副腎皮質ホルモン	ストレスへの生体反応形成　興奮、緊張
・DHEA デヒドロエピアンドロステロン	解離、抑うつを軽減
・副腎脂質刺激ホルモン	恐怖反応の抑制
・青班核ノルエピネフリン	脅威への耐性、注意の強化
・ニューロペプタイド Y	ストレスによる不安抑うつを軽減
・ガラニン	ストレスによる不安抑うつを軽減
・ドパミン	意欲亢進→前頭前野の高濃度は認知障害に
・セロトニン	ダメージからの神経の回復の促進
・テストステロン	抑うつの軽減
・エストロゲン	同上→長期にはセロトニンの抑制によりうつ増強

馬において 3-5 歳、脳梁において 9-10 歳、前頭前野において 14-16 歳に最も強く影響を受けることをアンダーソンら（Anderson et al., 2008）が指摘している。また滝口ら（Takiguchi et al., 2015）は、マルトリートメントによって報酬系に関わる線条体の脳活動の低下が生じることを示したが、その最も強い感受性時期は 1 歳前後であることが示された。

　もう 1 つは遺伝子的な要因との関係である。ここで提案されたモデルが、差次感受性モデル（differential susceptibility model ; Belsky et al., 2013）である。ベーカーマンズ・クランブルグら（Bakermans-Kranenburg et al., 2007）は、ドパミン D1 受容体遺伝子エクソン III の特異多型 7-repeat DRD4 と、親の養育との相互作用を調べ、この多型変異を持つ幼児は ADHD をはじめとする外在化行動が多いが、対応のためのトレーニングを受けた母親の養育によく反応し、母親を介した対応によって、外在化行動の減少と、コルチゾール値の正常化が認められたと報告し、有害環境に対し外在化障害などを引き起こしやすい個体とは、実は治療的介入に対してもっとも反応性が高い個体でもあると指摘し、この仮説はメタ解析でも確認をされた（Mountain et al., 2017）。黒木（2020）は、この仮説に注目し、有害環境から悪影響を受けやすいゲノム要素を持つ個体は、治療的な介入に対し敏感に反応し成果が上がる個体であり、一方、有害環境に抵抗性が強い個体は、治療的介入に対しても反応性が低いという特徴を持つ可能性があることを指摘している。ただしこのモデルをめぐっては議論が続いており、ベルスキー

ら自身もストレス脆弱性モデルの方が適応できる結果を示す例があることを報告している（Belsky et al., 2019）。

　このモデルを考えてみると、先に指摘した ASD 基盤の併存症の特徴に一部だけ当てはまることに気づいた。ASD の基盤があると確かにいじめなどの有害環境などで案外ケロッとしていたりする。またそのことで抑うつが生じたとしても通常の治療とは異なる反応を示す。しかしこれを治療抵抗性とまとめるのは躊躇される。どうもゲノム絡みの所見は、疫学や予防医学にはなじむのであるが、治療という側面に立ったときの有用性はいま一歩である。

　もう１つの重要な所見は児童期逆境体験の研究（The Adverse Childhood Experiences；ACEs；Felitti et al., 1998）である。第４章に紹介したので（59頁）、ここでは簡略にふれるのみにとどめる。フェリッティは内分泌専門の内科医であるが、糖尿病の患者にダイエットを実施して行くなかで、痩せることに著しい抵抗を示す女性が何人もいること気づいた。その動機が「男性から襲われるので、女性的な魅力のない肥満体型の方が安心」ということに驚愕し、予防医学の視点から、大々的な調査を開始した。カリフォルニアに在住する 17, 421 人の成人（平均年齢 57 歳）を対象とし、生後 18 年間に、身体的虐待、性的虐待、心理的虐待の有無（それぞれ１点）、また家庭の機能不全として、家庭内に服役中の人がいた、母親が暴力を振るわれていた、アルコール／薬物乱用者がいた、精神疾患／うつ病／自殺の危険がある人がいた（それぞれ１点）と７点満点で、０点から７点でスコアを付け、現在の状況と比較を行うという簡便な方法によって、約半世紀前の児童期の過酷な状況と今日の健康状態との比較を行った。フェリッティらは精神的な健康のみならず、望まない妊娠、十代の妊娠、仕事上の達成度の低さなどなどにも相関が認められ、健康全般、さらには社会的な適応全体に ACEs が大きな影響を与えていることを見出したのである。特に ACEs と嗜癖（タバコ、アルコール、薬物）とは強い相関があり ACEs 得点が高くなるにつれて増加が認められた。表９（60頁）は ACEs スコア４点以上の場合と０点の場合とを比較したオッズ比の一覧である。この最初の研究ですでに、６点以上であると、寿命が約 20 年間短いことが示された。フェリッティは ACEs が引き起こす一連のマイナスの影響を反錬金術（金が鉛になる現象）と呼んでいる。

なぜこんなことが起きるのか。鍵はフラッシュバックである。嗜癖と ACEs が相関関係を示すことは述べた。つまりフラッシュバックに対する誤った自己治療として、飲酒、タバコ、さらに薬物への依存が生じるのである。それが様々な健康へのマイナスの影響に跳ね返るのである。

　さて、これらの一連の研究において示されているものとは、環境因の持つ重みではないだろうか。その中には生体の防御のためのシステムが引き起こす諸症状への自己対処法が、長期的には健康そのものに強いマイナスの影響をもたらすことも含まれている。

　考えてみれば、科学的な解明が進んで来た医学を代表する疾患であるガンにしても、遺伝的な要因が強くあることは確認されているが、同時に時代による大きな変遷が認められ、それは食生活習慣などの環境因による変化であると考えられている。わが国では胃ガンが減少し、乳ガンや大腸ガンが急速に増加しているのは周知の通りである。環境絡みのこのような事情は、より高度な複雑系である脳の病気についても同じではないか。

　精神科疾患における生物学的なモデルを探索する過程で、つまり普通の医学になろうとして、精神医学はゲノムにこだわり過ぎたのではないか。などとあっさり切り捨てると、この領域を専門に苦闘している専門家の激怒を買うのではないかと恐れるが、脳は究極の複雑系であり、ここまでの議論が示すものは、精神科の諸症状を、静的なものと捉えずに、発達と共に変遷して行く現行発現型（endophenotype）として把握してゆくことの必要性である。さらに診断カテゴリーにこだわりすぎず、治療を見立てて行くことの必要性である。

向精神薬は科学的に有効なのか

　これまでに報告してきたように（杉山，2014; 2019a）、筆者は漢方薬と極少量の向精神薬の処方を行うようになり、最近、それ以外の薬の処方をほぼしなくなった。筆者が診療を行う子ども大人ともに、すべて紹介された方であり、比較的重症の症例が大半を占めている。それでもなお（そのゆえにと言いたくなるが）このような処方の仕方で余り苦労することなく対応ができ

ているのに逆に驚かされる。このような偏った処方の仕方になったのは、発達障害や複雑性PTSDの子どもと大人への向精神薬の処方が、効果よりも副作用の方が目立つことに気づいたからである。当初筆者は、診断の問題と考えていた。つまりうつ病にはそれなりの量の抗うつ薬が、統合失調症にはそれなりの量の抗精神病薬が必要であり、しっかりと診断をしていないので、むしろマイナスが生じることが起きているのだと。ところがこれまでに記したように、診断自体の科学性に疑問を持つようになって、現在行われている向精神薬の処方についても大きな疑問を抱えるようになった。さらにほぼすべての向精神薬は根本治療薬ではなく、対症療法薬であることが指摘されている（Whitaker, 2010）。そうなると、長期的な向精神薬の使用は、神経レセプターに非可逆的な影響を与え、たとえば抗ドパミン薬の長期使用が、抗ドパミン薬を必要とする脳を作る可能性が否定できないのである。

　うつ病の薬が全般的に、プラセボ効果が非常に高いことは良く知られている。さらに、統合失調症の薬においてもプラセボ効果が徐々に高くなってきているのだという（Kemp, 2008）。プラセボにおいてすら副作用が生じるのである。もちろん実薬よりはよほど低いのであるが。抗うつ薬の有効性を示したどの薬の報告を見ても、プラセボは一定の効果を示している。そうなると、このままプラセボを服用して行くとどうなるのかという疑問が湧いてくる。統合失調症の長期転帰に関する国際比較では、低開発国で向精神薬の服薬がきちんとされていない地域ほど良好なのである（WHO, 1997; Hopper et al., 2000; Isaac, 2007）。

　このような眇め（すが）（？）で薬の効能を見ると、統計学的な有意差だけでなく、薬の有効性について、エフェクト・サイズがどうなのかということが大変に気になってくる。それに注目して文献を拾ってみると、たとえば児童青年期のうつ病、不安症、強迫症、PTSDに対するSSRIやSNRIの効果は、統計学的に有意に有効であってもいずれもエフェクト・サイズは小さく、むしろ副作用が大きいので、総合的には有効性は乏しいという論文（Locher et al., 2017）などがすぐに目に止まる。

　向精神薬が対症療法薬であることを考えてみると、プラセボは実薬より優れているということこそ科学的な事実なのではないか。プラセボ効果を最大

に高める処方の仕方こそ、最も有益で優しい脳とこころへの治療になるのではないか。このような提案を冗談とは受け止めずに検討をしてみる時期にすでに入っているのではないか。

これからの精神科診断とは

　ディメンジョナル・モデルの診断も、治療を組み上げるというということでは、いまだに不足であると言わざるを得ない。これからより科学的な診断として、ディメンジョナル・モデルを治療に組み上げるための診断として活かしてゆくとすると、それを対人的行動様式の類型として用いていくという方法が浮上してくる。専門家の見解など不要と、ディメンジョナル・モデルの推奨者は述べているようであるが、科学的な診断だけを行って、それが一体何の役に立つのだろう。有用な臨床に組み上げるためには治療法と一体にならなくては無意味であろう。こころの病気を抱える人には行動に様式があり、類型を拾い上げることができる。この類型をディメンジョナル・モデルに一致させることは矛盾なく可能である。筆者はその実践を神田橋の臨床に見る（神田橋ら，2018）。そんな臨床が実は未来を先取りしていることも浮かび上がって来る。

　さらにこれまでのディメンジョナル・モデルにおいて不足しているものは発達の視点ではないだろうか。成人といえども発達してゆく。現在前面に出ている臨床像とは、あくまでも現行表現型であり、変遷してゆくことを忘れてはならないであろう。

　開き直って振り返ってみると、そもそもわれわれも（DSM 診断が席巻するまでは）診断にそれほど頼って治療を行っていたのでもないのかもしれないとも気づく。土居の名著『方法としての面接』(1977)を思い起こしてほしい。臨床経験主義を叩き込まれた古い精神科医が行って来た治療といえば、面接を通して、その人となりをできるだけ理解し、その人の人生の中で起きてきた精神症状に対して、その苦痛を減らすための処方を行い、生きやすくするための支えや気づきを援助するといった臨床サービスそのものである。またこのような視点から提供される薬物は、対症療法薬であることをしっかりと

意識した処方であり、プラセボ効果も含めた良い医療サービスを志すものと
なるのではないだろうか。

第8章

反応性愛着障害
（reactive attachment disorder）

愛着と愛着行動の類型

　反応性愛着障害は、極端なネグレクト環境において生じる精神科障害の1つである。しかし愛着をめぐる問題はより広範な問題を含み、重要な論点にもかかわらず、理解のうえで混乱がみられる。

　本章では、その整理を含めて記述を行う。また参照した文献は非常に多数になるため、主要な文献のみをあげた。

　専門用語としての愛着は、アタッチメント（attachment）の訳語である。"アタッチ"とはくっつくという意味であり、近接という用語を当てることもある。愛着は、本来は愛着行動を意味し、乳幼児が不安を感じたとき、養育者にしきりにくっつき安心を得ようとする行動が愛着行動である。とりわけ1歳前後になって運動能力が向上すると、幼児は活発な探索行動を開始する。そのなかで不安に駆られる事象が起きたとき、幼児は養育者の元に戻り、くっつき、安心を得て、しばらくするとまた探索に向かう。あたかも養育者から探索のためのエネルギーを受けとっているかのようである。この繰り返しのなかで、同時期に認知能力が増大することによって、幼児はイメージの保持が可能になってくる。すると、徐々に親と離れることのできる距離が伸びていき、親が目の前にいなくとも、養育者のイメージの想起のみによって不安のコントロールが可能になってくる。この一連の発達が、愛着形成とよばれ

る過程である。乳幼児は生まれたときから、養育者との間で心身の共鳴を基盤とした対人関係を形成していくのであるが、愛着行動と愛着の形成は、そのなかでも非常に重要なエポックの1つであり、一般に3歳前後までに養育者のイメージの内在化が可能になる。

　この愛着形成における障害を愛着障害という。ボウルビィ（Bowlby, 1951）は第二次大戦で数多く生じた孤児の研究を世界保健機関（WHO）から委託され、母親から離されて養育された子どもの大がかりな研究を行った。主として、母親から引き離されて施設で育った戦災孤児の子どもたちの精神的・行動的特徴を調べ、その負の影響が後年まで続くことを示した。この研究はさまざまな領域に大きな影響を与え、親子間の発達的なかかわりについて研究が行われる契機となった。

　エインスワースら（Ainsworth et al., 1978）は愛着形成を科学的に判定するため、親子が一定の時間内に、他者がいたりいなかったりする状況下で分離と再会を繰り返し、そのときの子どもの行動パターンを観察するというストレンジ・シチュエーション法を開発し、子どもたちが示す愛着行動を3型に分けた。親子の分離で大泣きし、再会で大喜びを示す安定型、分離のときにあまり泣かず、再会でも比較的あっさりしている回避型、分離のときも再会のときも大騒ぎになるアンビバレント型である。のちにメインら（Main et al., 1986）によってもう1つの類型が付加された。分離で泣かず、再会のときに喜びではなくおびえを示すという行動パターンで、無秩序型と命名され、子ども虐待の親子に認められる病理的な類型とされた（庄司ら, 2008; 杉山, 2018b）。

　対人関係の基盤となる愛着形成と、その不全による後遺症、ならびに、愛着パターンの違いによって後年、きたしやすい問題について、これまで研究が積み重ねられてきた。成人にいたっても、愛着形成の不全は大きな影響を与え、たとえばため込み症といった精神科障害の要因の1つとなり得ることが示された。その一方、こうした愛着形成のさまざまな形や不全とは別に、乳幼児期の極端なネグレクトの結果として生じる精神科障害として、反応性愛着障害という病名が提唱された。

精神科障害としての反応性愛着障害

　極端なネグレクトが、子どもにさまざまな複合的な対人関係の障害や行動障害を引き起こし、児童期に至っても障害として継続することについてはボウルビィの報告から提示されてきた。ネグレクトが引き起こす障害について、最初に DSM- Ⅲ（1980 年）において反応性愛着障害（reactive attachment disorder）という診断名が登場した。

　ネグレクトや施設入所の子どもたちにおいて養育者との反応が欠如し、周囲への無関心が認められること、さらに知的障害や自閉症ではないことが基準として示された。さらに愛着障害についてはその後、DSM- Ⅳ（1994 年）、ICD-10（1992 年）において抑制型と脱抑制型に分けられ、前者は対人関係の拒否、後者は過度ななれなれしさを示す児童とされた。

　DSM-5（2013 年）ではさらに、この 2 者を別の問題と考え、反応性愛着障害と脱抑制型対人交流（disinhibited social engagement disorder）いう 2 つの診断名が示された。それぞれの診断基準を表 11、表 12 に示す。

　この間には、東西冷戦の終結という世界的なイベントがあった。東欧ルーマニアは、Ceauşescu（チャウシェスク）による戦後 30 年間にわたる独裁のなかで、多産政策と経済的困窮のために大量の孤児が生じ、非常に劣悪な環境の孤児院で多くの子どもたちが生活をしていた。その子どもたちの一部が政権の崩壊ののち、ヨーロッパやアメリカに里子として迎え入れられ、また別のグループにより、ルーマニア内に里親を育てる試みが行われた。つまりこの状況によって、愛着研究に格好のフィールドワークの場が与えられたのである。とくに、ロンドン大学の英国ルーマニア里子（English Romanian Adoptees: ERA）研究と、アメリカの研究者によるブカレスト早期介入プロジェクト（Bucharest Early Intervention Project: BEIP）の 2 つの継続的研究は多くの成果を上げた。反応性愛着障害において抑制型と脱抑制型が別のものとして分けられたのは、後述するように BEIP 研究の成果を踏まえている。

表11 DSM-5 反応性愛着障害（Reactive Attachment Disorder）

A．以下の両方によって明らかにされる、大人の養育者に対する抑制され情動的に引きこもった行動の一貫した様式
（1）苦痛なときでも、その子どもはめったにまたは最小限にしか安楽を求めない。
（2）苦痛なときでも、その子どもはめったにまたは最小限にしか安楽に反応しない。
B．以下のうち少なくとも 2 つによって特徴づけられる持続的な対人交流と情動の障害
（1）他者に対する最小限の対人交流と情動の反応
（2）制限された陽性の感情
（3）大人の養育者との威嚇的でない交流の間でも、説明できない明らかないらだたしさ、悲しみ、または恐怖のエピソードがある。
C．その子どもは以下のうち少なくとも 1 つによって示される不十分な養育の極端な様式を経験している。
（1）安楽、刺激、および愛情に対する基本的な情動欲求が養育する大人によって満たされる ことが持続的に欠落するという形の社会的ネグレクトまたは剥奪
（2）安定したアタッチメント形成の機会を制限することになる、主たる養育者の頻回な変更（例：里親による養育の頻繁な交代）
（3）選択的アタッチメントを形成する機会を極端に制限することになる、普通でない状況における養育（例：養育者に対して子どもの比率が高い施設）
D．基準 C にあげた養育が基準 A にあげた行動障害の原因であるとみなされる（例：基準 A にあげた障害が基準 C にあげた適切な養育の欠落に続いて始まった）。
E．自閉スペクトラム症の診断基準を満たさない。
F．その障害は 5 歳以前に明らかである。
G．その子どもは少なくとも 9 か月の発達年齢である。

American Psychiatric Association，日本精神神経学会（日本語版用語監修），高橋三郎，他（監訳）：DSM-5® 精神疾患の診断と統計マニュアル．医学書院，pp263-266，2014より引用

愛着行動の障害と反応性愛着障害

　前述したように、この 2 つは一応、別のものである。BEIP 研究によれば、ルーマニア孤児のなかで無秩序型の愛着行動を示す児童は 62％に認められた。しかし、反応性愛着障害の診断基準を示すものは 4.6％であった。この結果から、反応性愛着障害はめったに生じないものとされた。ジーナーら（Zeanah et al., 2016）の調査では、反応性愛着障害を示す児童は里親養育に転じることによって愛着行動は改善し、一方、脱抑制型対人交流障害の児童

表12　DSM-5　脱抑制性対人交流障害（Disinhibited Social Engagement Disorder）

A．以下のうち少なくとも2つによって示される、見慣れない大人に積極的に近づき交流する子どもの行動
　(1)　見慣れない大人に近づき交流することへのためらいの減少または欠如
　(2)　過度に馴れ馴れしい言語的または身体的行動（文化的に認められた、年齢相応の社会的規範を逸脱している）
　(3)　たとえ不慣れな状況であっても、遠くに離れて行った後に大人の養育者を振り返って確認することの減少または欠如
　(4)　最小限に、または何のためらいもなく、見慣れない大人に進んでついて行こうとする。
B．基準Aにあげた行動は注意欠如・多動症で認められるような衝動性に限定されず、社会的な脱抑制行動を含む。
C．その子どもは以下の少なくとも1つによって示される不十分な養育の極端な様式を経験している。
　（省略：反応性愛着障害と同じ内容）
D．基準Cにあげた養育が基準Aにあげた行動障害の原因であるとみなされる（例：基準Aにあげた障害が基準Cにあげた病理の原因となる養育に続いて始まった）。
E．その子どもは少なくとも9か月の発達年齢である。
該当すれば特定せよ
持続性：その障害は12か月以上存在している。
現在の重症度を特定せよ
脱抑制型対人交流障害は、子どもがすべての症状を呈しており、それぞれの症状が比較的高い水準で現れているときには重度と特定される。

American Psychiatric Association, 日本精神神経学会（日本語版用語監修）, 髙橋三郎, 他（監訳）：DSM-5® 精神疾患の診断と統計マニュアル. 医学書院, pp266-268, 2014より引用

　の多動や刺激的探索行動などの行動特徴は、里親に養育されたのちも改善をしなかった。このデータこそ、反応性愛着障害が2つに分けられる根拠になった。さらに、この両者には連続性はないとされた。

　しかしながら、診断基準を満たさないからといって、それらの児童が正常というわけではない。注意喚起したいのは、今日、世界的に用いられているDSMを代表とする精神科障害の診断法は症状による診断であって、病気診断ではないことである。診断の目的を、治療を組むことにおくのであれば、DSM-5の少なくとも児童に関する診断の多くはしばしば有用性を持たない。無秩序型の愛着パターンを示す約6割の児童に対して、反応性愛着障害の診

断基準を満たさなければ、里親養育による愛着形成を治療として行う必要はないのかと問えば、答えは自明であろう。診断基準に合致する反応性愛着障害はめったに起きるものではないというのはその通りであると思われるが、ルーマニア孤児のなかですら5%程度にしか認められない疾患など、それを区分して診断する意味がどこにあるのだろう。さらに、これらの臨床像は成長につれて変遷することも示されている。

　脱抑制型対人交流障害についてはどうだろうか。治療という側面から捉えれば、この診断の意義は愛着の修復によって改善されないことにあり、脱抑制型対人交流障害にみられる衝動性や多動の問題は、後年に続く精神症状であることが確かめられている。ERAフォローアップ研究によれば、成人年齢に向かうにつれて、多動は増悪することが示されている。筆者は、この衝動性や多動の背後にある病理はフラッシュバックではないかと考える。子ども虐待の病理は、愛着の障害と慢性のトラウマである。後者の後遺症がフラッシュバックであり、こちらはトラウマ処理という特殊な精神療法による治療が必要である。

発達障害と反応性愛着障害

　反応性愛着障害は自閉スペクトラム症（autism spectrum disorder: ASD）に、脱抑制型対人交流障害は注意欠如多動症（attention-deficit/hyperactivity disorder: ADHD）に臨床像はよく似ている。両者ともASDは除外診断にあげられているが、現実的に分けることができるのかといえば不可能である。ERAフォローアップ研究では、ASD症状を示したルーマニア孤児において、里親による養育によってASDの臨床像は改善するが、思春期以後に至ってもASD症状は残っていた。また6ヵ月以上施設で過ごした子どもは、成人にいたったとき15%程度でASD、脱抑制型対人交流障害の症状が継続しており、一方、不注意や多動は思春期以後に増加を示し、30%以上に症状が認められらた（Sonuga-Barke et al., 2017）。

　現在の精神科の診断では病因を特定しないので、愛着の障害に発達障害が併存すると考えても矛盾はない。実際、被虐待児のうち過半数は発達障害の

診断基準を満たす。しかし、愛着障害も併せもつこれらの児童の発達障害は一般の発達障害よりも難治性であり、愛着の修復、トラウマへの治療、さらに養育者への併行治療が必要になるため、発達障害と診断をくだしても、一般の発達障害とは治療手技が異なる。近年、被虐待やネグレクトから展開していく一連の精神科障害を、発達性トラウマ症として発達的に捉えることが提案されている（van der Kolk, 2014）。臨床的に、より有用な診断名として定着していくことが期待される。

第9章

発達障害の支援体制
——児童精神科の待機問題

児童精神科の待機問題

　児童精神科領域は、これまでも需給バランスがもっとも不良な臨床領域であったが、このことが行政からも問題視されるようになってきた。2017年総務省から出された、「発達障害者支援に関する行政評価・監視」では、「発達障害に係る専門的な医療機関の積極的な公表の促進」を促す一方で、専門的医療機関の不足から、半数以上の医療機関において、初診までの待機が3ヵ月以上であり、最長約10ヵ月待ちの例まである、と大変に具体的な指摘がなされ、さらに調査を行った4割の医療機関で、発達障害診療の待機者が50人以上、中には316人の待機者を抱えていたという例（！）もあり、厚生労働省に向けて「専門的医療機関確保のための一層の取組」が勧告された。この問題は、発達障害の支援体制を考えるうえで、避けて通れない問題であると思う。

　なぜこんなことが起きるのか。これは、罹病率を集計してみれば直ちに明らかなことである。表13をご覧いただきたい。挙げている数字は、一般的に認められている罹病率と、括弧内は最新の報告に示されたもっと高い数値である（鷲見, 2023）。現在認められている罹病率の集計でも、発達障害10パーセント以上、情緒障害10パーセント以上という恐ろしい数になってくる。地域のほぼすべての発達障害の子どもが集合する児童精神科の外来（たとえば豊田市子ども発達センター）を受診する子どもは、全出生児の1割前

表13　子どもの心の問題

発達障害		情緒障害	
・自閉スペクトラム症	2（10）%	・不登校	3（6）%
・ADHD	5（10）%	・摂食症	2（4）%
・学習症	5（10）%	・心身症圏の病態	2（10）%
・知的発達症	0.8%	・子ども虐待	2（8）%
（境界知能	14%）	・精神病圏の病態	1（3）%

（鷲見，2023）

後であるので、この表は実体から乖離していないと考える。40年以上にわたり様々な児童精神科臨床のシステム作りに従事した児童精神科医の実感として、地域に用意されている新患の年間の枠の数が、地域の子どもの年間出生数の10パーセントでは待機を生じてしまう。15パーセントがミニマムで、20パーセント用意されていると、待機をほぼ作らないで診療ができている状態になる。

　この問題の解決策と考えられて来た児童精神科領域の専門医制度、子どものこころ専門医機構（2023）に認定された専門医は、最新（2023年9月）の時点で計816名である。最多県は東京で146名、最小県は大分で2名であった。

　わが国の年間出生80万人として単純に計算すると、わが国では年間16万人の児童精神科のニードが新たに生じる。専門医がすべて年間200名の新患の診療を行えばほぼ待機を作らないという計算にはなる（ちなみに、東京都では専門医が1人当たり130名を、大分県では年間680名の新患を診る必要があることになるのだが）。筆者は継続して年間200名前後の新患を診療してきているので、実感として大変ではあるが実施が不可能な数ではない。

　1つの資料として、愛知県内に限定し、県内を代表する児童精神科外来の現在の実情の調査を行った。ちなみに愛知県は子どものこころ専門医59名で、1名あたり年間180名の新患を診れば年間出生数（5万4千人）の約2割の人数に達する。その結果を表14に示す。アンケートの依頼に答えてくれなかった医療機関も多々あり（たぶん公表したくない多くの待機を抱えているのだろう）、すべてが網羅できているのではないが、愛知県の状況がある程度把握できるのではないかと思う。さてこの一覧を見ると、施設Gを

表14　愛知県内の児童精神科外来の新患受付方法と新患待機の実態

施設名	A	B	C	D	E	F	G	H
運営主体	県営	県営	県立民営	市営	市営	国立大学	国立病院機構	個人
外来以外の設備	児童専門病棟	児童専門病棟	地域の療育センター	地域の療育センター	地域の療育センター	一般病棟	児童専門病棟	デイケア
対象年齢	中学生まで	中学生まで	2-18歳	就学前児童	18歳まで	12歳まで	15歳まで	20歳未満
新患システム	週に1回、週初めに1週間分の枠を電話で予約	毎月1日に、翌月の予約受付、月6〜7名予約	O市の療育センターと連携、小児科からの難治例を対象	毎月10日から受付を開始し、2か月先までの期間で受け付け	電話予約	全て紹介患者のみ、3ヵ月間の予約を行いそれ以上は待機	電話予約	電話で3ヵ月間の予約を埋める
新患に掛けている時間	90分	150分	60-75分	45-60分	90-120分	60分	90分	30-70分
待機の実態	正規ではほとんど受診に辿り着くことができない	A施設ほどではないが受診困難	概ね1ヵ月の待機	概ね2ヵ月の待機	1年	3-6ヵ月	待機なし	システム上3ヵ月
緊急時の対応	児童相談所などからの依頼は、ソーシャルワーカーが事前聴取をした上で別枠で対応	緊急〈当日受け入れ〉準緊急〈調整して早期に受け入れ〉患者あり	必要時には対応	再診枠の調整で対応	相談を先にいれてトリアージをしている、別枠で診療	摂食障害はなるべく待機なく受診している	児童相談所からの緊急入院依頼は別枠での対応もある	急ぐ症例はなるべく診療している
年間新患数	350	75	100	600前後	350-450	180	100	150-200名
新患担当医師数	5名	1名（他に緊急症例の担当医師）	1名	1名＋非常勤医数名	10名	3名	1名	1名（+非常勤医2週間に1回）
新患時同席職種	心理士	心理士	外来担当看護師	心理士、保健師、ソーシャルワーカー	心理士、看護師	精神科研修医・心理レジデント	心理士	なし
その他	初診枠の開放日に電話が殺到。新患に対応できる医師の絶対数が少なく、根本的な解決策が見出せていない	新患担当PSWを決めて対応を行っている	O市の療育システムの1つとして活動	診察前から早期支援のサポート実施、就学後はフォローを他院へ依頼も	療育の見学は直ちに実施、就学後は療育参加を待たずに受診可能	療育センターから就学後のフォローの依頼があり、地域への依頼をお願いしているが対応に困っている	8割以上が児童相談所からの紹介患者	院長の加齢に伴って新患の増加は困難

のぞき、押し寄せる新患に対して汲々と臨床を実施している実態が浮かび上がってくる。さらに唯一待機なしの施設Gは、担当の児童精神科医が年度内に他の医療機関に異動が決まっており、後任の医師の候補者がいまだ定まらず児童精神科専門外来存亡の危機に瀕しているのである。

　一覧の中で、これはきわめてマズいのではないかというシステムは県立病院であるAとBである。特にAは、週単位で、週の最初に日に次の週の開いている新患の枠を電話予約で入れて、枠が一杯になると、次週にまたというシステムになっている。予約の枠が埋まるまでの時間は1時間にも満たないことがあると聞く。つまりよほど熱心に予約電話を繰り返さないと新患にたどり着けない。児童相談所からの依頼などは、別枠で取っているとは言え、大多数の希望者が新患ではじかれるシステムと言わざるを得ない。このようなシステムは公営の県立病院としてはいかがなものだろうか。

　ここに見る実態はといえば、新患の待機を数ヵ月単位でどの医療機関も持っていて、さらには仕組みとしては問題がある新患システムが作られ、発達障害をはじめとする児童精神科の医療が非常に滞っている実情である。筆者は人口が多い地域は、どこも愛知県と似た状況ではないかと考えるが、どなたかわが国全体の実態調査をしていただけないものだろうか。

　児童精神科については、背後のニードが大変に大きいので、地域における医療の階層化システムを作ることが必要になる。その中には、二重受診を避けるシステム作りが含まれることにも注意が必要である。わが国の児童精神科は、数少ない専門外来に患者が殺到する状況が常に生じて来た。表14に示されているように児童精神科の新患は非常に時間がかかるので、新患を診る数には限りがあり、専門外来は長期の新患待機リストを作る。すると今度は、いつ診察してもらえるかわからないからともかく押さえておこうと、1人の患者が何ヵ所も予約を入れてしまう。そしてすでに専門医に受診しているのに、別の専門医にも受診を繰り返し、場合によっては何ヵ所も掛け持ち受診をし、また予約したまま忘れていて、直前にキャンセルをする、あるいは受診当日にドタキャンをするということも生じてくる。

　対策を論じる前に、児童精神科領域の患者が増え続けている要因についてさらに掘り下げておきたい。

児童精神科をめぐる諸問題

1．診断の問題

　これがなぜ、待機の問題に繋がるのかといえば、診断を受ける子どもすべてが専門家の診療を必要とするわけではないという事実である。精神科の診断は、他の医学領域の診断とは著しく異なっていること、また現在のカテゴリー診断の問題には第7章でふれた。発達障害の診断の問題は第10章で詳述する。

　診断をめぐる議論を踏まえたうえで、発達障害を筆者なりに分類すると4グループに分けられる（表8、58頁）。筆者が発達凸凹と記したグループは正常からの連続した偏りに属し、現在、小児科医や児童精神科医を受診する児童の9割を占めている。このグループは正常からの偏りであり、必ずしも医学的治療が必要ではない。幼児教育で問題がなく、学校教育で初めて問題が生じる。つまり状況依存性であり、環境を変えれば（たとえば少人数クラスなど）不適応が生じなくなるし、小学校高学年以上において、マイナスと言われていた特性はむしろプラスにひっくり返ることも少なくない。

　一方、自閉症は認知障害に基づくコミュニケーション障害を持つグループであり、その体験世界の理解はわれわれの体験の延長（正常心理学）では了解が困難で、精神病理学（医学的心理学）が必要になる。つまり正常からの偏りとの間には断裂があり、正常から一続きのスペクトラムとして捉えることには問題がある。このグループは特性として様々な生理学的不安定さを抱えていて、幼児期早期から医療との関わりが避けられない。

　トラウマ系発達障害（発達性トラウマ症；van der Kolk, 2005）はASD・ADHDの診断になることが多いが、トラウマ起因の脳の機能的・器質的異常を持っており、難治性である。さらにこの親もまたかつての被虐待児であり、複雑性PTSDの診断基準を満たすものが多い。つまり慢性のトラウマへの治療と世代を越えた親子併行治療が必要になる。このグループもカテゴリー診断の中ではASD・ADHDと診断される。友田（2017）、タイチャーら（Teicher et al., 2016）の一連の研究によって、被虐待が脳の器質的変化

を引き起こすことが明らかになった。それは、性的虐待における後頭葉の萎縮、および脳梁の萎縮、暴言被曝による側頭葉の変形、体罰による前頭前野の萎縮、DV 目撃による視覚野の萎縮、複合的虐待における海馬の萎縮などきわめて広範かつ重篤であり、一般的な発達障害において、このような変化は認められないことからも、慢性のトラウマによって引き起こされる発達障害の方が、一般的な発達障害よりもより器質因に近いグループに位置づけられる。極端なネグレクトが周囲に無関心で ASD と区別がつかない子どもを作ることは、一連のチャウシェスク・ベビーの研究で明らかになった。一方、一般的な被虐待児、つまり安心が欠けた状況で育った子の場合、学童期において多動、注意の転導性、社会性の欠落が生じ、カテゴリー診断では ADHD・ASD の診断になる。従来の ADHD はむしろこのトラウマ系発達障害が中心だったのかもしれない。わが国において ADHD はずっと発達障害として位置づけられてきたが、世界レベルでそれが公認されたのは 2013 年の DSM-5 が最初なのである。

器質因に基づく発達障害は、染色体異常、代謝病、てんかんなど、脳の器質的障害による知的発達症である。このうち、重症のものには自閉症の併存が多くに認められる。先のディメンジョナル・モデル診断に基づけば、自閉症とこの器質因による発達障害グループもまた重なり合う。脳の機能障害が重度であれば、社会的な行動を支える脳機能にも障害が生じ、従って自閉症の併存率は高くなるからである。自閉症への対応に加え、たとえばてんかんであればてんかんへの治療など、器質因に応じて医学的な治療が必要になる。

発達障害の診断は固定的な病気診断ではない。子どもは発達に沿って症状がどんどん変わってゆくのである。こうして分けてみると 9 割を占める発達凸凹に属する子どもたちは、地域の小児科医のフォローで十分に対応が可能である。薬がなかったらどうしようといった重症の発達障害とは、実は第 3 グループ、発達性トラウマ症の子どもである。

2. 学校教育との関連

知的に遅れがない子どもを特別支援クラス情緒クラスに通わせるために、医者の診断が必要という地域が少なからず存在する。しかしこれは教育サイ

ドの責任回避であろう。集団教育の場で個別指導が必要かどうか、よほどの経験を積んだとしても、診察室にいる医者に判断できるはずがないではないか。学校が教育の専門家として、個別教育が必要であることを子どもと親に伝えることが必要ではないだろうか。そのうえで、医療への受診の勧めはよいと思う。

学校教育において改善をお願いしたいことは多々ある。たとえば、知的障害特別支援学校への入学が、知的ハンディがないと許可されないのはおかしいし、知的障害特別支援学校の高等部卒業生に高校卒業資格を与えないことも現在の状況からか乖離している。発達障害の治療は教育なので、1人1人の子どもに合った教育を積ませて行くことが将来のハンディキャップを減らす道であると考えるのだが。

3．メガファーマの関与

教育以上に微妙な問題が、メガファーマの関与である。科学的エビデンスを求める社会全体の流れの中で、精神療法的な治療は認知行動療法が主流となり、薬物療法について様々なエビデンスが示されるようになった。これが現行の症状による診断とかけ算になって、現在の症状のみの評価を実施し（エビデンスがあると信じられている）薬物療法が行われるという状況が、現在の精神科診療の姿になっている。これにメガファーマの商法戦略が重なっていて、あたかも現在の発達障害の病名があたかも実態があるものであるかのように喧伝されて「発達障害」の医療ニードが増える要因の1つになっているのではないかと筆者は感じる。現行の診断の非科学性とその危うさについては先に述べた。診断が変わるということは、今日の「エビデンス」がひっくり返ることに他ならないのである。

発達障害臨床の階層化の試み

筆者は長期の待機に対して、臨床の階層化を作るという方法で対応をした経験がある（杉山，2009）。その紹介を行う。筆者は2001年に発足した新しい子ども病院に、児童精神科のチーフとして赴任しそこで幾つか新しい工夫

を行った。1つは曜日ごとの専門外来を設けるという方式である。これをしなければすべての外来の新患が発達障害の受診者で占められるという予感があった。しかし実際に開院してみると、子ども虐待のための「子育て支援外来」以外のすべての専門外来において長期間の待機を作るようになり、発達障害外来にいたっては3年半（！）という待機を作った。こうして外来のシステムを変更せざるを得なくなった。

　私は、心ある小児科医の先生に、子どもの心の領域に関して一次医療をお願いできないだろうかと考えた。そのためには、実践的な研修を受けてもらうことが必要になる。臨床医学のような実学は、講義を受けるだけでは不十分で、どうしても実際の臨床を見てもらうことが必要なのだ。まず実践講座を立ち上げることにした。小児科医に呼びかけ、「あいち心の臨床研究会」という会を立ち上げた。この研究会主催の実践講座を連続で行い、その参加者には臨床陪席をお願いした。臨床陪席は、新患の陪席が少なくとも4名、再来の陪席が少なくとも40名という、かなり高いハードルを設けた。当初、われわれは応募する小児科の先生は10名程度だろうと考えていた。ところが、実際に開いてみると80名を超える小児科医（と精神科医）の先生が集まった。何とかしなくてはならないと多くの第一線の医師は実感していて、仕事を半日、2回にわたって休んでまで、臨床陪席に参加を望まれたのだ。

　4年間にわたって実践講座を行い、その後、参加された小児科医に子どもの心の診療に関する一次医療をお願いできないかと打診したところ、大多数の医師が快く応じてくれた。

　こうして、初診システムは大きく変わった。患者からの直接の診療申し込みは、1次医療の医師に逆紹介し、一方、1次医療の医師からの紹介は、なるべく早く診察を行う。筆者はこの新しいシステムに変わるに当たって、待機の患者さんに予約を取り直してもらうことにした。特に数年の待機を作った発達相談外来である。これらの患者さんに直接電話をかけて、既に専門外来に受診されているのであればそちらでの継続をお願いし、どうしても受診を望まれる方には空いた時間で診察を行うということをしばらく行った。すると実際に受診された方は2割程度で、予想以上に多くの方がすでに専門医によって継続的な相談を受けていることが明らかになった。脱線であるが、

この結果に対して筆者は考え込んでしまった。いわゆるセカンド・オピニオンは患者さんのまっとうな権利であり、受診した医師の見解に疑問を感じたときには、むしろ積極的に他の医師を受診することを自分自身も勧めてきた。しかし長年の新患待機リストを作っている状況で、1人の方が何ヵ所も新患の場所を取ってしまう、あるいは何ヵ所もかけ持ち受診を行うことは、診察が必要な他の子どもたちの席を奪っていることに他ならない。ただでさえ少ない専門医の臨床をよりハードにしてしまっているのである。こうして外来システムを変更した結果、新患の待機は激減し、4ヵ月までに縮小したのであった。

　児童精神科領域の待機の問題はあまりよい解決法がない。しかしこのように、医療の階層化を積極的に作り出して行くことが、回り道のように見えて実は近道なのだと思う。

第 10 章

自閉スペクトラム症の
診断を再考する

発達障害診断のいま

　今日の子どものこころの医療の状況をみると、専門的な外来はどこも、数ヵ月あるいは、年余の新患の待機を抱えていて、機能をしていない状況がある。その理由は、発達障害、神経発達症と診断をされる子どもたちが大変に増えていること（鷲見, 2023）、従って治療を受ける子どもたちも増えている状況がある。もちろん発達障害だけではない。たとえば不登校も増加していることが指摘される。ただし不登校を示す児童においても今日、その背景に発達障害が認められることが少なくない。わが国において、発達障害への処遇こそ大きな問題であることは疑いない。

　しかし、発達障害の子どもたちは全員、医療が必要なのだろうか。

　主たる発達障害の診断基準の変遷を表 15 にまとめたのでご覧いただきたい。ずいぶん変遷をしていることがおわかりいただけると思う。特に自閉スペクトラム症（ASD）は 1943 年のカナーの最初の論文以後、継続的に児童精神医学の主たる対象であった。そのような重要な「病気」の診断がなぜこんなにも変化してしまうのか。

　その理由は、精神科の診断が、他の医学領域の診断とは著しく異なっているからである。精神科の診断の問題は第 7 章に詳述した。ゲノム研究の示す例によれば、多数のゲノム変異が累積した時に、発達障害の臨床像が生じる

表15　主たる発達障害の

	診断基準／年	それ以前	ICD-9/1977	DSM-III/1980	DSM-III-R/1987
A S D	上位概念	小児精神病	小児期発症の精神病	広汎性発達障害（PDD）	広汎性発達障害（PDD）
	単位障害	幼年痴呆（1908）早期幼児自閉症（1943）自閉的精神病質（1944）レット症候群（1966）	幼児自閉症崩壊精神病他の小児期発症の精神病特定不能の小児期発症の精神病	幼児自閉症小児期発症のPDD非定型PDD	自閉性障害その他の特定不能のPDD（PDDNOS）
A D H D	上位概念	子どもの問題行動	子どもの多動症候群	破壊的行動障害	崩壊性行動障害
	単位障害	そわそわフィリップ（1844）攻撃的になりやすい子；スティル（1902）ストラウス症候群（1947）微細脳障害（MBD）（1959）微細脳機能障害（MBD）（1962）多動症候群（1975）	注意欠如障害多動を伴わない多動を伴う遅滞を伴う多動行為障害を伴う多動その他の特異な症状を持つ多動特定不能の多動症候群	注意欠如障害（ADD）多動を伴わない注意欠如障害	注意欠如・多動障害（AD／HD）行為障害（CD）反抗・挑戦性障害（ODD）
知的発達症	上位概念	白痴など	精神遅滞（MR）	精神遅滞（MR）	精神遅滞（MR）
	単位障害		軽度の精神遅滞中等度の精神遅滞重度の精神遅滞最重度の精神遅滞	軽度の精神遅滞中等度の精神遅滞重度の精神遅滞最重度の精神遅滞	軽度の精神遅滞中等度の精神遅滞重度の精神遅滞最重度の精神遅滞
学習障害	上位概念	学習が遅い子ども	特異的発達障害	特異的発達障害	特異的発達障害
	単位障害	カーク（1963）マイクルバスト（1967）など様々な定義あり	限局性読字障害限局性算数障害他の特異的学習困難発達性発語または言語障害協調運動障害他の発達の特異的遅滞特定不能の発達遅滞	学習能力障害　発達性計算障害　発達性表出性書字障害　発達性読み方障害言語と会話の障害運動能力障害　発達性協調運動障害	学習能力障害　発達性計算障害　発達性表出性書字障害　発達性読み方障害言語と会話の障害運動能力障害　発達性協調運動障害

診断基準の変遷

ICD-10/1993	DSM-IV/1994	DSM-5/2013	ICD-11/2022
広汎性発達障害（PDD）	広汎性発達障害（PDD）	自閉症スペクトラム障害（ASD）	自閉スペクトラム症
小児自閉症 他の小児期崩壊性障害 アスペルガー症候群 レット症候群 非定型自閉症 精神遅滞と情動運動を伴う過動性障害 他のPDD PDDNOS	自閉性障害 アスペルガー障害 小児期崩壊性障害 レット障害	下位分類なし レット障害を除外（遺伝子異常がはっきりしたので）	下位分類なし レット症候群除外
多動性障害	注意欠陥および崩壊性障害	注意欠如/多動性障害	注意欠如多動症
多動性および注意の障害（ADHD） 多動性行為障害 その他の多動性障害	注意欠如・多動性障害（AD/HD） 特定不能の注意欠如/多動性障害 反抗挑戦性障害 行為（素行）障害 特定不能の破壊的行動障害	混合型 不注意優勢型 多動衝動優勢型	混合型 不注意優勢型 多動衝動優勢型 （素行症・非社会的行動症は神経発達症から除外）
精神遅滞（MR）	精神遅滞（MR）	知的障害（ID）	知的発達症
軽度の精神遅滞 中等度の精神遅滞 重度の精神遅滞 最重度の精神遅滞	軽度の精神遅滞 中等度の精神遅滞 重度の精神遅滞 最重度の精神遅滞	軽度・中等度・重度・最重度の区分変わらず、ただしIQによる規定なし	知能（罹病率パーセントで表示）と適応行動による重症度分類
学習能力の特異的発達障害	学習障害	限局性学習障害	発達性学習症
特異的読字障害 特異的書字障害 算数能力の特異的障害 学習能力の混合性障害 他の学習能力の障害 特定不能の学習能力の障害	読字障害 書字表出障害 算数障害 特定不能の学習障害	読み障害 書き障害 算数障害	読字不全 書字表出不全 算数不全 特定不能の発達性学習症

こと、しかしそれは他の疾患（発達障害だけではないことに注意）とも重なり合い、さらに正常との間にも切れ目ない連続があること。自閉スペクトラム症の「スペクトラム」は実はこの意味で用いられている。

　連続性を持つ特性によって診断分類を分ける方が科学的な事実に即しており、このようなモデルによる診断はディメンジョナル・モデルによる診断（連続的な特性による診断）と呼ばれている（Krueger et al., 2018）こともすでに紹介した。この視点に立つと、ASD か ADHD かという問いは意味をなさない。なぜなら両者は連続的に重なるのであるから、どの症状が強く生じているのかという違いに過ぎない。それどころか、ASD か統合失調症かという問いすらも意味をなさないかもしれない。この両者も連続性を持っているからである。診断基準はこれから 10 年間ぐらいの間に大きく変わるのではないだろうか。現行のカテゴリー診断は消失しなくともより科学的な方向に大きな変更を余儀なくされるのではないかと予想される。

発達障害の 4 型分類

　上記のような議論を踏まえたうえで、古茶（2019）による、精神科疾患の新たな分類を参考に、神経発達症を筆者なりに分類すると表 8（58 頁）になる。

　筆者が発達凸凹と記したグループは正常からの連続した偏りに属し、現在、小児科医や児童精神科医を受診する児童の 9 割を占めている。このグループは正常からの偏りであり、必ずしも医学的治療が必要ではないと筆者は考える。それぞれの対応については後述する。

　一方、自閉症は認知障害に基づくコミュニケーション障害を持つグループであり、その体験世界の理解はわれわれの体験の延長（正常心理学）では了解が困難で、精神病理学（医学的心理学）が必要になる。つまり正常からの偏りとの間には断裂があり、正常から一続きのスペクトラムとして捉えることには問題がある。このグループは特性として様々な生理学的不安定さを抱えていて、幼児期早期から医療との関わりが避けられない。

　トラウマ系神経発達症（発達性トラウマ症；van der Kolk, 2005）はASD・ADHD の診断になることが多いが、トラウマ起因の脳の機能的、器

質的異常を持っており、難治性である。さらにこの親もまたかつての被虐待児であり、複雑性 PTSD の診断基準を満たすものが多い。つまり慢性のトラウマへの治療と世代を越えた親子併行治療が必要になる。このグループもカテゴリー診断の中では神経発達症の診断基準を満たすため、ASD・ADHD と診断される。

　器質因に基づく発達障害は、染色体異常、代謝病、てんかんなど、脳の器質的障害による知的症である。このうち、重症のものには自閉症の併存が多くに認められる。先のディメンジョン的診断モデルに基づけば、自閉症とこの器質因による発達障害グループもまた重なり合う。脳の機能障害が重度であれば、社会的な行動を支える脳機能にも障害が生じ、したがって自閉症の併存率は高くなってくるからである。自閉症への対応に加え、たとえばてんかんであればてんかんへの治療など、器質因に応じて医学的な治療が必要になる。

　トラウマ系発達障害について、もう少し説明が必要であろう。すでに1990 年代初めには、単回性のトラウマと長期反復性のトラウマとでは著しく臨床像が異なり、治療も異なることが指摘されていた。友田（2017）、タイチャーら（Teicher et al., 2016）の一連の研究によって、被虐待は脳の器質的変化を引き起こすことが明らかになった。それは、性的虐待における後頭葉の萎縮、および脳梁の萎縮、暴言被曝による側頭葉の変形、体罰による前頭前野の萎縮、DV 目撃による視覚野の萎縮、複合的虐待における海馬の萎縮などきわめて広範かつ重篤であり、一般的な神経発達症において、このような激烈な変化は認められないことからも、慢性のトラウマによって引き起こされる発達障害の方が、一般的な神経発達症よりもより器質因に近いグループに位置づけられる。被虐待児の脳波の異常率は神経発達症より高く、最近のトピックスはエピジェネティックス（遺伝子スイッチ）への影響である。オキシトシン・ホルモンに関わるメチル化の異常など様々な所見が認められている（Fujisawa et al., 2019; Park et al., 2019）。

　極端なネグレクトが周囲に無関心で ASD と区別がつかない子どもを作ることは、一連のチャウシェスク・ベビーの研究で明らかになった。後年にわたって継続するものは認知の障害、愛着の障害、自閉症様症状、多動性行動障害の諸症状で、上記の順に徐々に改善を示すが、最後に残るものが多動性

行動障害である（Kumsta et al., 2010）。一方、一般的な被虐待児、つまり安心が欠けた状況で育った子の場合、学童期において多動、注意の転導性、社会性の欠落が生じ、カテゴリー診断では ADHD・ASD の診断になる。ところで表 16 を見直してほしい。アメリカなどにおける従来の ADHD はむしろこのトラウマ系発達障害が中心だったのかもしれない。わが国において ADHD はずっと発達障害として位置づけられてきたが、世界レベルでそれが公認されたのは 2013 年の DSM-5 が最初なのである。

それぞれの発達障害への治療的対応

1. 発達凸凹への対応

　筆者のこれまでの臨床経験では、このグループは基本的な健康を維持する指導を行い、フォローすることが基本になる。5 歳代と 10 歳代に発達がジャンプをする時期がある。学習が遅れないように、親子関係がこじれないよう、友人とのトラブルが起きないように、サポートとアドバイスを行ってゆく。健康維持のための健康な生活の維持は療育の基本中の基本である（杉山，2018b）。

　ADHD が認められる子どもには、抗 ADHD 薬を処方するが、筆者はなるべく賦活系の薬は避け、知的に高いグループにはアトモキセチンを、そうでないグループにはグアンファシンを用いるようにしている。もちろん 1 つの薬物が無効な時には有効な薬物への切り替えが必要である。賦活系のメチルフェニデート徐放剤を用いた場合には、18mg 以上をなるべく用いないようにし、休薬日を最初から設ける。つまり最初から離脱を念頭に置いた処方を行う。このような処方の仕方をすると、小学校高学年で約半数が、小学校から中学への移行で 7 割までが、高校への移行でほぼ全員の抗 ADHD 薬の離脱が可能である。抗 ADHD 薬がなかったらどうしようといった症例は、トラウマ系発達障害の誤診である。発達凸凹の子どもの場合、本当に上手な教師にめぐり当たった場合には、抗 ADHD 薬なしでも十分に学習の成果が上がることも多いのではないか。さらに、少人数のクラスであれば学習の成果は著しく向上する。

強調をしておきたいのは、発達凸凹はマイナスではないということである。10歳を過ぎ、青年期に差しかかると、凸凹の多くはプラスにひっくり返ることが多い。多動とは高い好奇心や高い活動性を示し、社会的な苦手さとは周囲から影響を受けにくいことと同じであり、得意領域への集中力の高さへと転じるからである。

　年長になって残遺することが多い問題は、2つのことを同時に行うのが困難なことと、そのために起きてくるスケジュール管理が難しいことであるが、これについては、当事者がみずからの抱える苦手さと自覚し、対応をみずから工夫するようになれば解決する。

　発達凸凹の症例を紹介する。以下に取り上げる症例はすべて、本人および保護者ともにに公表の許可を得ているか、匿名性をまもるため、細部を大きく変更している。理念型としてお読みいただきたい。どの類型においても議論を呼ぶような症例を敢えて選んでいる。すべての症例の提示の後に、比較のための一覧（表16）を付けている。

〈症例A〉

　小学校2年生男児Aである。主訴は、学習の苦手、勉強が嫌で暴れる、であった。両親と姉の4人家族、家族歴に特記すべき問題なし。父親は短気で、子どもに手が出ることもあるという。初診当時、Aは毎日のように父親から叱責を受けていた。Aは胎生期、周産期異常なく、1歳6ヵ月児健診も3歳児健診もチェック受けなかったが、幼児期にエアタオルを怖がって泣いていたというエピソードがある。3歳から幼稚園に通ったが、年少組を通じて行くのを嫌がった。年中組になると軽快したが、その後も折に触れて行き渋りが生じた。理由はよくわからないという。友人もできており、幼稚園の行事では特に目立つことはなかったという。

　小学校通常クラスに進学した。1年生の2学期になると、学習に遅れが生じるようになり、母親がついて学習をさせたが、そのつど嫌がり泣いたり癇癪を起こしたりするようになった。学校で着席はできているが、不注意のためによく机の上のものを落とすという。3学期になって相談センターを紹介され、そこで知能検査を受けた。WISC-Ⅳの結果は、全検査IQ86、言語理

表16 症例の一覧

症例	グループ	IQ					DSM-5 ASD				DSM-5 ADHD		父親の特徴	母親の特徴	特記すべき成育歴	主たる治療	転帰
		FIQ	言語	認知	WM	処理	ASD A症状	A症状のレベル	ASD B症状	B症状のレベル	ADHD不注意	ADHD多動・衝動					
A	発達凸凹	86	91	106	71	81	共感性が乏しい	レベル1	知覚過敏性、こだわり行動	レベル1	9項目陽性	6項目陽性	短気、手が出ることがある	穏やか、子だてに熱心	小学校になってから学習に困難に	トークンエコノミー、（ペアレント）トレーニング、抗ADHD薬	12歳にて薬離脱、15歳にて終診
B	自閉症	119	108	125	96	98	共感性欠如、コミュニケーションが著しく苦手、被害的言動	レベル2	著しい知覚過敏性、強いこだわり行動	レベル2	4項目陽性	5項目陽性	短気、争いを避ける、青年期になって患児と怒鳴りあい	元々穏やか、消極的	転勤のため引っ越しを繰り返した、幼児期から集団困難	タイムスリップへの治療（漢方薬、簡易型トラウマ処理、アレント・トレーニング、入院治療による環境調整、支援クラスの利用）	18歳にて転医（継続的治療が必要）
C	トラウマ系発達障害（発達性トラウマ症）	80	76	89	71	92	共感性が乏しい、興味の限局が著しい、被害的言動（幻覚あり）	レベル2	知覚過敏性、強いこだわり行動	レベル2	9項目陽性	7項目陽性	家族状況不良、短気、社会的養護、家族への暴力、離婚して不在に	家族状況不良、子ども気分の変動、フラッシュバック、無価値感、対人不信感あり	幼児期から言語暴力の被害、児童相談所に保護される	親子併行治療、簡易型トラウマ処理、ラッシュバックによる治療、パック治療、抗ADHD薬服用	12歳にて薬離脱、15歳にて終診

解 91、知覚推理 106、ワーキングメモリ 71、処理速度 81 であった。知能検査の結果の説明を受けた後、小学校 2 年生の 4 月、児童精神科外来に受診した。初診時、ソフトサインは上下肢とも陽性であった。「宿題をしよう」と声かけをするだけで、泣きわめき、大暴れをするという。ASD および ADHD という診断を告げ、両親に、ペアレント・トレーニングへの参加を勧め、Aにはアトモキセチンの処方を行った。

　A は当初、アトモキセチンの服用を嫌がっていた。服薬しても変化がないと、A も家族も述べていた。ところが服用を止めたところ、状態が著しく悪化したので有効であることが明らかになり、アトモキセチン 25mg の服用を継続することになった。1 学期から 2 学期にかけて、両親へのペアレント・トレーニングを 6 回実施し、母親はトークン・エコノミーを用いた課題設定や、環境調整を積極的に取り組むようになった。A は服薬の効果もあり、落ち着いて学校生活を送るようになった。長期休みの時には生活が乱れ、しばらく不調になる時期が生じた。3 年生になると、授業中の他児へのちょっかいが止まらないことが問題になった。また新しい学習に取り組むときに著しく抵抗するところがあるという。物を衝動的に投げることが続いていて、「人に当たったらどうするの」と言うと「いいんだよ」というので、母親の気持ちが折れてしまうという。一方で、たとえばランドセルをここに置きたいという気持ちが生じると置かなくてはすまない気持ちになってしまうという。A には、気になってしまうことを自分でコントロールすることを課題として示した。小学校 4 年生になると学校でのトラブルはほぼない状態になった。漢字の書き取りがまだ著しく苦手であるという。家庭ではゲーム時間のコントロールに苦労していた。5 年生になって、勉強の成績はふるわないものの、学習への取り組みは A なりにできていると学校でも評価されるようになった。

　小学校 6 年生の 1 学期、A にあらためて告知面接を行い、発達の凸凹があることを告げた。中学生になるにあたり、何が課題として残っているのか本人と母親に確認すると、A はみずから、「ゲームの時間が守れないこと」と述べ、母親は、「食事のマナーとか、開けたものを閉めるとか、以前からの課題ができていない」ことをあげた。6 年生の夏休み、アトモキセチンの

離脱を試み無事に離脱ができた。その後、長期休暇の時だけの外来になった。中学生になり、成績は急に伸びてきた。またゲームの時間コントロールも自分で意識するようになり著しく改善したと報告された。高校受験は志望の公立校に無事合格したのでこの時点で治療終結とした。

　Aは典型的な発達凸凹の症例である。小学校低学年においては様々な集団教育のうえでの問題があるが、ペアレント・トレーニングによって、環境調整を行ったうえで、比較的少量の抗ADHD薬の服用にて大きなトラブルなく経過し、小学校中学年の神経の剪定と髄鞘化が終わり経伝達速度が速くなるいわゆる10歳のジャンプの時期を経て急速な成長が認められた。小学校6年生の夏休みで薬の離脱を行い、その後は順調な成長をみせるようになり、15歳にて終診とした。私の外来を受診した発達凸凹の子たちの大多数が、このような順調な成長を見せ病院から卒業してゆく。

2．自閉症および器質因に基づく発達障害への対応

　このグループは幼児期早期から言葉の遅れ、対人的な無関心、生理学的な不安定さなどが生じるため、幼児健診でチェックされることが多い。このグループへの療育はこれまでにもいろいろ試行されてきたが、その手技の違いよりも唯一高い有効性が示されてきたものは、なるべく早期から療育がスタートすること、療育の頻度が高いことである。易興奮のため、幼児期から睡眠が取れない子どもも多く、知覚過敏性やこだわりが強く、愛着の形成が遅れる。過敏性に脅かされるなど、不安定な世界の中で生きて行かざるを得ない。このような生理的不安定に対する薬物療法も必要であり、またTEACCHプログラムに代表される自閉症の認知特性に合わせた対応が必要になる。ただし独特の認知特性は活用のいかんによっては大きなプラスになることもある。その代表は、牧場の設計に活用した動物学者、テンプル・グランディンである。薬物療法に関しては、非常に少量で十分なことが多い。最低容量の錠剤の半錠からスタートすることを原則とすれば大過なく対応できる。また予想以上にタイムスリップ現象（杉山, 1994）によるものも多く、そのような場合に簡易型トラウマ処理の治療が有効である。器質因に基づく発達障害に関しては、先に述べたように、その器質因に応じた治療的な対応

と、自閉症への対応の両者が必要である。

〈症例B〉

Bは3歳にて初診した。この時の主訴は、幼稚園での集団行動の苦手さであった。父親は短気だが争いを避ける性格で、仕事が忙しくほとんど子育てには参加できていない。父方の祖母は、Bの勝手な行動を叩いたり強く叱ったりすることがあるという。母親は元々穏やかなのだが、Bがあまりに言うことを聞かないので、怒ってしまうこともよくあるという。Bは出産時、胎児仮死のため緊急帝王切開で出生した。0歳では非常にカンが強い子で、寝ないため母親がふらふらになっていたという。始歩は1歳6ヵ月と少し遅かったが、言葉の遅れはなかった。幼児期から目が合わず、人見知りがなく、母親が気をつけていないと興味のあるところに行ってしまい迷子もあった。幼児健診でチェックを受けず、3歳でひらがなが読めた。3年保育で幼稚園に通ったが、集団行動はできず、突然に他の子をひっかくなどの行動が時々生じていた。そのために、児童精神科外来を受診し、この時点でASDという診断を受けた。しかし父親の転勤があり、年長にて受診が途切れた。その後、転居先のK県の幼稚園に通い、小学校通常クラスに進学した。小学校も1クラスが少人数であった。Bは行事に参加せず、授業の時の着席もできていなかったようであるが、成績は問題がなく、「放置して置いたほうがトラブルもなく学習もできている」と学校が判断していたという。小学校4年生にて父親の再転勤で元の町に戻った。転校した小学校は友人ができず孤立し、しばらくして「いじめられる」と訴え登校しなくなった。そのため、小学校4年生3学期、幼児期に受診した児童精神科に再受診した。

Bは学校で「みなさん静かにしてください」とよく言っているという。Bは著しい知覚過敏が認められ、教室のざわつき、ものが擦れる音、まぶしい光などが気になるという。家庭では母親におんぶをせがむ一方、母親を突然叩いたりするという。そのおりに、幼児期のことを持ち出して怒り出すこともあるという。10歳時のWISC-IVは全検査IQ119（言語理解108、知覚認知125、ワーキングメモリ96、処理速度98）であった。

タイムスリップ現象が生じていると考え、Bに柴胡桂枝湯の錠剤6錠を処

方し、外来で簡易型トラウマ処理を実施した。すると小学校5年生になって、Bは登校ができるようになった。この時点で学習に問題はないが、細かな注意を周囲に繰り返すため、友人はできなかった。小学校6年生になると、担任教師への反抗が目立つようになった。授業中に授業妨害のような行動をしたり、教室で「最低の教師だ」と叫んだりするという。2学期になって毎日がトラブルになった。少しでも予定の変更があると怒ってしまい、授業中に自分の意見が通らないと同級生、担任教師がいじめると大騒ぎになる。同時に家庭でも父親との対立がひどくなって、怒鳴りあいがよく起きているという。ひとたびトラブルが生じると、興奮が続き、不眠が生じ、イライラし遠い昔のことを持ち出して周囲を非難する状況が続いた。そのため、小学校6年生の2学期、児童精神科病棟への入院になった。入院治療での個別の対応と生活リズムの改善によって、Bは急速に落ち着き、ここで簡易型トラウマ処理を再度実施した。さらに障害理解が不十分であった家族に、ペアレント・トレーニングを実施することができた。Bは病院に付属する少人数クラスではしっかりと学習ができた。退院に際し、中学校は支援クラスに進学した。

　Bは少人数クラスの中で落ち着いて過ごし、学習も進み、テストをすると全学年で上位の成績を示すようになった。しかし家族に暴言を言ったり、支援クラスの同級生をバカにしていじめたりという行動が治まらなかった。治療者は、教師の指示にしっかり従うことの必要性について説得を続けた。Bは順調に中学校生活を送っていたが、Bの言動で不登校になる同級生があらわれ、教師への暴言も毎日のように生じ、学校は対応に苦慮する状況が続いた。結局、中学2年生3学期、通常クラスに戻ることになった。すると今度は校則の細かなルールに強くこだわり抗議を繰り返した。治療者は学校とBと双方への説得を続け、3年生後半になってようやくトラブルが減少し、Bは全日制高校に合格した。

　高校では、あらかじめの情報提示のうえで学校との話し合いがもたれた。生活上において細かな干渉はなくトラブルは激減した。友人との関わりは乏しく孤立した状態であったが、B自身は自分の関心を持つ領域に没頭できて、この状態が良いと判断したようである。3年間無事に過ぎ、Bは難関と言われる大学に合格し故郷を離れることになった。大学の保健管理センターに紹

介状を書き、継続的な診療を終了した。

　Bは高機能自閉症である。目立つのは非社会的な行動が青年期に入ってからも継続したことである。知的な遅れがないために周囲の理解が不十分であったことが関与するのだろう。症例Aとの違いは、コミュニケーションの障害である。Bが他者の意見や考え方を一貫して理解できなかった状況に注意してほしい。Bと他者との対立は義務教育を通して続き、社会参加が不十分な分だけ、社会的成長が遅れ、適応のよい自閉症者が行う「カモフラージュ」ができなかった。Bはこれからも社会的な練習を継続してゆく必要があるだろう。

３．トラウマ系発達障害への対応

　このグループへの対応には、トラウマへの治療と愛着障害への対応を要する。子どもだけでは不十分で、親子併行治療が必要である。トラウマを抱えた親子の場合、傾聴型カウンセリングやプレイセラピーのみでは悪化する。また有効な薬物治療がなく、筆者の経験では、ごく少量の向精神薬と漢方薬の組み合わせが有効である。このような親子に対して実施する簡易型トラウマ処理の技法の開発を筆者はこれまで試みてきた。

　このグループを分けるためには、家族歴、生育歴をしっかり押さえる必要がある。複合的で多彩な問題行動が生じるが、トラウマという視点を持たない限りそれが見えてこない。

〈症例C〉

　Cは遠方のK県から引っ越しのため、小学校3年生6月に転校してきた。その後Cは突然に暴れるといったトラブルを繰り返した。またCが家から出されて夜にウロウロしていると通報があり、児童相談所が関わることになった。すると引っ越し前にK県で児童相談所が関わっていたことが判明した。地域の児童相談所からの紹介でCは受診した。

　生育歴をまとめる。Cの出生前から、父親から母親へのはげしい暴力があった。父親は祖父母が早く死去し、社会的養護に育った。すぐに切れる性格で、仕事を転々としたが続かず、母親の収入で生活をしていた時期もあっ

た。母親もまた、母方の祖父からの暴言暴力があり、母親が小学生のころ両親は離婚した。その後、祖母は再婚し、暴力を振るわない無口でおとなしい義祖父と一緒に暮らすようになった。母親は高校を出た後、しばらく仕事をした後、父親と知り合いCが生まれ結婚した。母親は、子どもを出産した前後から気分変動が激しくなり、また食事の食べ吐きが生じるようになった。精神科を受診したが、症状は改善せず、不調時にはまったく動けなくなることも生じた。Cは幼稚園では指示に従わない、他児への突然の暴行、強く叱られるとぼうっとなってしまうなどの問題行動が多発し、小児科でASDおよびADHDという診断を受け、抗ADHD薬（メチルフェニデート徐放剤）が処方されたが無効であったという。小学2年生9月、Cは学校からの帰宅を強く渋り、学校からの通報で一時保護された。さらにこのことをきっかけに両親は離婚した。その後Cは、母親が祖父母と同居し一緒に育てるという約束で自宅に戻って来た。しかし母親は子どもを置いて1人でS県に行き新しいパートナーと一緒に暮らすようになり、妹が生まれた。そしてCが3年生になった時、児童相談所に告げずに祖父母の元からCを引き取ったのである。

　新しい学校で、当初Cは興味のある科目だけ参加し、興味のない科目は参加しなかった。登校当初は母親に送られて登校すると、むっつりと不機嫌なことが多く、最初から給食は食べたり食べなかったりで、頭痛をしばしば訴えて早退を繰り返した。1ヵ月が経過した頃、教室を無断で出ようとしたCを担任教師が止めようとすると教師に突然殴りかかり大暴れした。この後、学校で暴れることを繰り返し、その後、完全な不登校になった。家庭に連絡すると「Cは学校で教師と同級生にいじめを受けて登校できなくなった」と訴えているという。この前後に、児童相談所への通報があり、K県で既に児童相談所が関わっていたことが明らかになったのである。児童相談所で実施した8歳時点のWISC-Ⅳでは全検査IQ80（言語理解76、知覚認知89、ワーキングメモリ71、処理速度92）であった。

　初診時に確認すると、皆から悪口を言われている感じがすることは以前からよくあるという。お化けの気配もずっと以前からあり、そのお化けから名前を呼ばれたりするという。またCは昨日の夕食を思い起こすことができ

なかったが、同席している母親も（自分が作ったのだが）思い起こすことができなかった。ちなみに母親に確認すると、母親自身が過去の断片的な辛い場面に突然襲われることが最近増えていて、気分の上下がひどく、イライラすると悪いとわかっていても子どもに怒鳴ったり手を出してしまうと言う。さらに不調時に過食と嘔吐を繰り返しているという。服薬を確認すると、セルトラリン200mg、バルプロ酸600mg、オランザピン5mg、睡眠薬としてゾルピテム10mg、フルニトラゼパム2mgを服用していた。それでも不眠がちであるという。またあちらこちらの痛みがあるためロキソプロフェン60mgを毎日数錠以上用いていた。母親に「基本的に人は信頼できないと考えるか」、さらに「自分は無価値と感じるか」を尋ねるといずれも肯定した。

　Cに対しては、柴胡桂枝湯6錠、リスペリドン0.3mg、炭酸リチウム1mgを処方し、またグアンファシン1mgの処方を行った。母親に対してはカルテを起こし、小健中湯5g、十全大浦湯5gの服用を開始し、セルトラリン、バルプロ酸を漸減し、代わりにデュロキセチン10mgに徐々に置き換えた。さらに炭酸リチウム2mg、アリピプラゾール0.3mgの服用を開始し、睡眠薬をレンボレキサント5mgに置き換えた。

　服薬の調整を行いながら、Cと母親のTSプロトコール（杉山，2021）によるトラウマ処理を開始した。外来治療にはスクールソーシャルワーカーが同行してくれて、学校の状況などの報告も得た。

　治療開始後、約4ヵ月目に母親のフラッシュバックが軽減して来たことが報告された。同時に、Cは学校での大暴れがほぼ消退し、学習に取り組む時間が著しく向上するようになった。6ヵ月目、母親の抗うつ薬（セルトラリン）がゼロになり、それと同時に気分変動が月経前にほぼ限定されるようになった。また疼痛も著しく軽減し、ロキソプロフェンの服用がほぼゼロになり、すると嘔吐の回数は著しく減った。治療開始1年を経過し、Cの成績が上がってきた。この時点でCは漢方薬と炭酸リチウムの服用を中止し、グアンファシンのみの服用になった。

　ところが治療開始1年後の冬、母親のフラッシュバックが急に強くなり、希死念慮や激しい嘔吐が急に生じた。フラッシュバックの内容を確認すると、実の両親の離婚と再婚の間に、母親が何人かの男性と付き合っていた時期が

あり、そのうちの1人の男性から性被害を継続して受けていたことが明らかになった。トラウマ処理が進んだ後に、記憶が飛んでいたこの時期のフラッシュバックが初めて生じるようになったという。性被害が始まったのが冬になる時期であったという。母親のトラウマ処理をさらに継続したところ、これまでこの記憶を保持していた部分人格の存在が明らかになった。この部分人格は、食べ物を吐いてしまう子であることも明らかになった。その男性に連れ出され性被害を受けた後、口止めに食事を与えられていたのだという。自我状態療法を数回行い、この一段深いフラッシュバックの治療を実施し、母親は部分人格と和解が可能になり、それによって長年悩まされていた嘔吐から解放されたのである。

　Cは小学校6年生でグアンファシンの服用を離脱することができた。母親も漢方薬の減薬を開始し、様々なエピソードはあったが、数年かけてすべての服薬の離脱が可能となった。中学ではトラブルなく生活が可能となり、Cは部活動で活躍するようになった。高校は部活動の継続ができる高校をCみずからが選び無事に合格した。高校進学にあたり、Cと母親から共に診療の終了の希望があったので、この時点で治療終結とした。

　Cは発達性トラウマ症の児童である。また母親は複雑性PTSDの診断基準を満たしている。Cと母親共に簡易型トラウマ処理による治療を行い、これによってCは（母親も）一挙に落ち着いた生活ができるようになった。Cはグアンファシンを比較的長期にわたって服用した。Cの実父もまた生育歴の問題を抱え、多動、衝動行為が認められ（基本的対人関係の不全としての）愛着障害を抱えた成人であり、症状としてはADHDの診断基準も満たすのではないかと考えられる。Cのようなトラウマ系発達障害に認められる不注意、多動症状に対し、グアンファシンはしばしば有効性を示す薬物である。しかし、われわれが治療する以前に、K県において服用した抗ADHD薬の時には無効であったことに注目してほしい。ひとたびトラウマが絡むと、フラッシュバックの治療を行い、その影響を引き算してみないと、本当の病態が見えてこない。治療の順番としては、先にトラウマへの治療が最優先であり、フラッシュバックが軽減した後に、他の病態への治療が可能になるのである。本症例で用いたTSプロトコールは、子どもにも大人にも一般の小児

科、精神科外来において、短時間で実施ができる簡便で安全な方法であり、またライセンス制を敷いていないので気軽に用いてみてほしい。たとえば不登校をとっても、先に述べたように基盤としては発達の凸凹を持ち、それゆえにいじめや対人的齟齬などのトラウマを背景に持つ児童は多い。こんな時にも簡易型トラウマ処理は有効に用いることができるのである。

　3症例の比較を一覧にして表16に示した。こうして比較してみると、3群それぞれに病態も対応も異なっていることが明らかである。しかし子どもの周囲状況の情報を集めない限り、正しい「診断」と対応ができないことが浮かび上がってくる。

おわりに

　冒頭に述べたように、現在、日本の児童精神科の専門外来は繁忙を極めていて、地域限定であるとか、予約日を著しく絞るとか、公的な医療機関としては首をかしげざるを得ない新患への対応が取られているところが珍しくない。その一方で、治療がきちんと進んでいない。さらにその一方で、服薬量ばかりがびっくりするような増え方をしている。今日の子どものそだちの医療は歪んでいると言わざるを得ないのではないだろうか。

　長期にわたる待機と、治療が円滑に進んでいない状況の両者に今日の「診断」の問題があることは明らかである。エビデンスの大合唱の中で、地道な臨床を掘り下げることが疎かになっているというのは言い過ぎだろうか。

　本章がわが国の現状に風穴を開けるささやかな契機となることを願ってやまない。

第 11 章

発達障害の「併存症」

発達障害の併存症とは何を指すのか

　自閉スペクトラム症（以下 ASD）に関する調査研究において、実に 70％から 96％の ASD 診断の子どもと大人に、少なくとも 1 つの併存症が存在すると報告されている（Lundström et al., 2015）。ここに大変な労作がある。永井（2019）による ASD の併存症の文献調査研究である。永井は、1994 年から 2018 年までの内外の論文を精査し、知的障害、学習障害、注意欠如多動性障害（以下 ADHD）、統合失調症、気分障害、不安障害、性同一性障害、摂食障害、睡眠障害などの併存症の報告をまとめている。その結果、40％以上の併存の報告が過半数を占める疾患は、発達性協調運動障害、ADHD、不安障害、睡眠障害であったと結論づけている。この結果は妥当なものではあるが、同時に強い疑問が浮かんで来る。それは個々の疾患をそれぞれ独立したものとして扱っているからである。これらの「併存症」と発達障害である ASD とは、疾患として並列するものなのだろうか。もちろん、ほぼすべての疾患を年齢や背景をあまり考慮せず、同一の診断基準を用いて、その症状のみによって診断を行うという現行の操作的診断学において、すべての精神科疾患における階層的な差違は考慮されていない。

　しかしながら、たとえば ASD と ADHD は個別に独立した発達障害だろうか。後述するようにむしろ 1 つの大きなグループと考えるほうが、臨床的

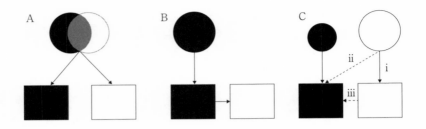

特質の性格	A	B	C（i）	C（ii）	C（iii）
1　一般人口よりも ASD において多い	+	+	−	+	+
2　高い遺伝性	+	±	±	±	±
3　家族内に多発が予想される	+	−	−	+	±
4　非 ASD の一等親によく見られる	±	−	±	±	±
5　ASD の重症さに比例した重度度	±	±	−	+	±
6　乳幼児の ASD 特性に関連	+	−	−	−	−
7　学童の ASD 特性に関連	+	±	−	+	±

図9　自閉症の併存症（Hawks et al., 2020）

にはよほど無理がない（杉山，2020a）。さらに ASD に併存した不安障害が、非 ASD に認められた不安障害と、同一の診断基準を用いて診断を満たすとしても、果たして同じものと言えるのだろうか。そこに異質性と言わずとも、病理学的なレベルでは差違が認められ、治療において基本的な対応が異なるとなると、同じ診断とするのにためらいがある。

　ホークスら（Hawks et al., 2020）は、自閉症における「併存症」について、その一部は成因と重なるのではないかという提言を行った。図9はその区分である。A は素因が双方に重なっている場合である。たとえば ASD と ADHD とがまさにこのパターンになる。B は、同一の成因によって起きてきた二次症状で ASD を伴ったチャネル病（イオンチャンネル関連のタンパク質異常によって起きる脳神経疾患）に生じるてんかんのような場合と述べている。C は成因的に ASD とは独立した病気が同時に生じた場合で、C（i）はたとえば ASD と糖尿病が共に生じたような場合、C（ii）と C（iii）は、それぞれ素因的に独立した精神疾患だが、ASD の成立に影響を与えるもの

で、たとえば ASD と不安障害の併存などの場合としている。

　そして、それぞれの成因別の A、B、C の類型において、1 から 7 までの併存症としての現れ方の特徴を図 9 のようにまとめた。そのうえで、ホークスらはこれまで報告された「併存症」のあり方が、この 1〜7 の区分でどの類型になるのかを検討し、たとえば ASD と ADHD の併存症のこれまでの報告を見る限り、2（高い遺伝性）が最も多く、1（一般人口より ASD において多い）、5（ASD の重症さに比例した重症度）、7（学童の ASD 特性に関連）がそれに続き、3（家族内の多発）は時々あり、4（非 ASD の一等親によく見られる）、6（乳幼児の ASD 特性に関連）は非常にまれであるので、ASD の成因としての ADHD は A だけでなく、C のタイプも含まれており、またてんかんや知的障害は、併存症に関する報告の検討からは B のタイプと考えられる（つまり、2 つの要因から起きるのではなく ASD の成因そのものがてんかんや、知的障害を引き起こしていると考えられる）とまとめている。永井の研究とは別の意味で大変な労作であり、カテゴリー診断による「併存症」と ASD との関係について解析を試みた研究として高く評価できる。おそらくこの研究は、ASD における中間表現型（endophenotype）についての整理という意図があるのだろう。

　だがこの研究についても臨床サイドから見るかぎり不満が残らざるを得ない。彼らの関心は、多因子遺伝における ASD の成因に与える影響であり、環境の影響などは一切考慮されていない。エピジェネティクス（遺伝子スイッチ）の問題や環境因が持つ中間表現型への影響については触れられておらず（C（ⅱ）に一部その可能性が含まれていると考えることもできるが）、彼らが主張するように本当に ASD の予防の可能性が開けるのだろうか。

発達障害の位置づけ

　十一（2006）は ASD の臨床的な問題を次のように分けた。
①一次障害（ASD の基本症状）、
②早期関連症状（基本症状ではないものの、幼児期に付随しやすい諸症状）、
③後期合併症（学童期以後に見られやすい精神症状で、いわゆる重ね着症

候群が含まれる）、

　④二次災害型問題（基本症状によって周囲との軋轢が生じた結果、二次的、反応性に生じた症状）、

　⑤高機能者型問題（高機能者が社会的な交流の中で混乱した結果、①〜④に当てはまらない逸脱を生じたもの）、

　厳密に併存症といえば、十一の分類では③、後期合併症になるのであろう。しかしながら、たとえば強迫性障害を例に取れば、一次障害におけるこだわり行動と強迫性障害との重なり合いがあり、さらにチックなど、早期関連障害と捉えることも可能な症状と強迫症状との間の重なり合い（金生，2017）、さらには、二次災害型不適応の中で、こだわり行動が強迫症状として展開することも認められ、もともと繰り返し儀式行為を有する高機能者が、確認行動を適応的行動として発展させた結果、形としては強迫性パーソナリティ障害と区別がつかないものになり、さらにそれが周囲との軋轢の中で不適応行動になったなど、要するにすべての類型が、「併存症」になるのである。これらの「併存症」における階層的な要因は、操作的診断基準ではまったくチェックされないが、こと治療においては重要な違いになるのである。

　筆者の提案は、発達精神病理学的視点（Rutter et al., 2000）からの「併存症」の再検討である。そうすると大きな前提として、発達障害は、かつてのDSMの多軸診断において、1軸すなわち精神科疾患に位置するものではなく、軽症例から重症例までを含むスペクトラムを形成する多因子性の病態として2軸に属する問題であることに気づく。DSM-Ⅳで2軸は、パーソナリティ障害と知的障害であった。これらの病態は、多様な1軸（精神科疾患）の症状を同時に呈することが知られており、精神科疾患の背後に認められる疾患横断的な要因として、DSM-Ⅲ以来2軸が置かれていた。しかし知的障害ではなく、知的障害を含む神経発達症、すなわち発達障害こそこの2軸に位置づけられる。発達障害において、十一がまとめたように加齢に沿って様々な1軸疾患が生じてゆく。またパーソナリティ障害の中には、発達障害を基盤とした「併存症」に該当するものが多彩に含まれている。A群に属するシゾイドパーソナリティ障害、C群の強迫性パーソナリティ障害、B群の自己愛型パーソナリティ障害など。少なくとも臨床の立場、治療のためには、

発達精神病理学の視点が不可欠である。

　ここでもう１つ、本来２軸として捉えるべき対象の存在に気づく。それはトラウマである。境界性パーソナリティ障害のすべてではないが、その相当部分は、小児期逆境体験による発達性トラウマ症（van der Kolk, 2005）が基盤になっている。最近になって複雑性PTSDがICD-11にやっと登場したが、トラウマもまたきわめて多彩である。ここで十一分類の⑤高機能者問題は、トラウマにおいては高度解離型問題とすれば「併存症」としてはよく似たパターンになり、次のような症状の階層を持つ。

　①一次障害、アタッチメント障害によって生じる不安定な対人関係の諸相、
　②早期関連症状、脳の器質的異常に基づく多動、衝動行為など。

　③後期合併症、解離を基盤とする諸症状、うつ病、双極性障害と誤診される気分変動、自殺企図など。

　④二次災害型問題、ハイテンションや対人関係の障害など基本障害によって生じる学校での問題行動の多発および学校教師との対立、不登校など。

　⑤高度解離型問題、解離性障害から展開した多重人格による幻聴を統合失調症と誤診され、抗精神病薬の大容量服薬によって引き起こされた医原的機能障害などなど。

　この両者、発達障害およびトラウマこそ、最近まで精神科診断学において十分に考慮されて来なかった２つの病態に他ならない。さらにこの両者はニワトリにもタマゴにもなる複雑な関係を有するが、これについては後にさらに取り上げる。

　ASDの「併存症」を階層的に分けてみよう。

　第一に、素因が一部重なり合う発達障害同士の併存の問題。ここで特に議論を要するのはASDとADHDとの関連である。

　第二に、発達障害と、発達障害の症状を示す他の病態との併存の問題。ここで議論になるのは先にふれた発達障害とトラウマとの関連である。

　第三は、発達精神病理学的に年齢の増加に伴って、環境的な要因も加わって生じる、本来の併存症の諸相。そこには、十一の①から⑤のすべての類型が含まれ、それぞれに階層的な問題が認められる。この小論ではいくつかの高頻度の病態を取り上げ、整理を試みる。

ASD と ADHD

　この両者は、最近の報告では概ね過半数に併存が認められている（Sokolva et al., 2017）。筆者は最近、この問題について次のような提案を行った。1つは従来の自閉症を ASD から分けること、もう1つは、ASD と ADHD は2つの疾患ではなく、1つの大きなグループと考えたほうがよほど臨床的には有用なこと（杉山，2020a）。

　ASD におけるスペクトラムは連続体をあらわしており、発達障害の原因として単一の遺伝子によるのではなく、多くの遺伝的な素因の積み重ねの中で起きてくるという多因子モデルに合致することが基盤となっている。ここには重症者から軽症者までさらに BAP（Broad autism phenotype; Losh et al., 2009）を含む正常範囲の逸脱にまで拡がっているという前提がある。しかし自閉症という診断名で呼んできた病態において、少なくともその体験世界は、正常の体験との断裂があるのではないかと考えられるのである。自閉症は、ウイング（Wing）の3つ組に示されるようにその中核は言語コミュニケーションの障害である。この病態を発達精神病理学的に考察してみると、自閉症において、みずからを含む対象世界を彼らの独自の認知の仕方で把握し、それに対し後から、徐々に一般的な通常の言語能力が発達をして両者が重なり合い、他者とのコミュニケーションが可能となってゆく。個々の事例によって様々なレベルがあるが、この独自の認知から通常への言語へのある種の翻訳が行われる（杉山，2018c）。健常児の場合には、共有体験から言語機能が析出してゆくのに対し、自閉症の当初の体験世界の特異さというものは、最初から言語による共同主観的側面を持たないがために、場合としては脅威的で圧倒的な体験にもなり得る。これはそう簡単に追体験ができるものではない。つまり、ここに正常からの断裂があると考えられる。自閉症とスペクトラムの上に展開される ASD を一つにすると、自閉症体験を正常の範囲に押し込む理解につながり、自閉症児・者には大変に気の毒な状況がもたらされてしまう。

　一方、ASD/ADHD は注意の障害がその中心である。この注意の障害の中

核は、注意の転導性ではなく、臨床的な視点からみる限り注意のロック機能（sustained attention; Pardo et al., 1991）の障害と考えられる。注意の固定が困難で、さらに固定をした時に今度はそれを外すのが難しいという病理がその中心にある。この両者は同時に起きてくるが、前者が優位のものを ADHD、後者が優位のものを ASD と呼んでいるに過ぎない。両者とも 2 つのことが一緒にできないことが最も基本的な臨床上の困難になってくる。ASD/ADHD のパースペクティブの障害も、実はこの 2 つのことが一緒にできないことから生じる。1 つのことがらに注意が向けられていると、時間的、空間的な他の情報が入らなくなってしまうのである。この問題はもっと多くの議論が必要であると考えられるが、これ以上この小論では取り上げるスペースがない。興味のある方は文献を参照いただきたい。

　ASD と ADHD に限らない。発達性協調運動障害も、知的障害も、学習障害も、中間表現型としては重なり合うのであるから、併存症が十一のいう②、早期関連障害として併存することは少し考えてみれば当然であろう。

トラウマと発達障害

　筆者は子ども虐待と発達障害との極めて複雑な関係に関して臨床的な研究を積み重ねてきた（杉山，2007）。発達障害は、それだけでも特に診断が遅れた時に、子ども虐待のリスクが高くなり、この両者が併存している場合には当然重症化する。しかし発達障害も子ども虐待も世代を超えるため、複数世代にわたったときには、いずれが一義的なのかまったくわからない状況になる。子ども虐待に代表される慢性のトラウマに曝された時、子どもの脳には器質的、機能的な変化が多彩に生じる。友田（2015）、タイチャーら（Teicher et al., 2013）によって示されたそれらは一般的な発達障害よりも遙かに甚大である。アタッチメント障害とは、このような脳の器質的、機能的変化を背景とした病態であり、それであるからこそ、様々な重症の問題に展開してゆくのである。その成人における発展型が複雑性 PTSD である。

　子ども虐待の臨床像に関する研究において、ヴァン・デア・コークの発達性トラウマ症（van der Kolk, 2005, 2019）にしても、筆者の第四の発達障害

（杉山，2007）にしても、学童期を中心に被虐待児が発達障害、特に ASD/ADHD の臨床像を示すことを指摘しており、愛着障害の併存した難治性の発達障害と診断される子どもたちがこのグループになると考えられる。近年、学校や保育園の現場で、このタイプが増えている。彼らは発達障害というキーワードだけでは了解が困難で、その対人関係の困難さからトラウマの視点が必要である（野坂，2019）。素因がないところに ASD/ADHD の臨床像を呈することはないであろうが、むしろ逆に、発達障害の臨床像を呈する被虐待児がこれだけ多いということから示されるのは、多因子的なその素因がきわめて普遍的に存在するのではないかと考えられる。もう 1 つの要因は、複雑性 PTSD と ASD との相性のよさである。父親が ASD、母親が複雑性 PTSD という組み合わせの家族に臨床で出会うことは実は多い。

　先に、発達障害もトラウマも 2 軸と考えられることを提示した。そうだとすれば、相互に、それぞれが「併存症」として生じるのは当然であろう。このような階層性を意識した診断を行うことがこれからの臨床には求められているのだと思う。

加齢に伴う併存症の諸相

　重ね着症候群（衣笠，2010）として現れる頻度が高い発達障害の併存症は、発達障害と様々なレベルでの成因における共通の問題を想定せざるを得ない。さらに ASD が背後にある場合には、特に治療において非 ASD の場合とは異なった要素を持つことは必須である。さらに操作的診断基準で診断を満たすとしても、精神病理学的な検討を行ったときに、本当にその診断名を伏してよいのか、論議が必要となる病態も実は存在する。

　このような発達精神病理学的な視点を踏まえて、加齢にそって現れる多彩な「併存症」を取り上げてみよう。

1. 不安症群

　永井のまとめによれば、30％から 40％の併存という報告が認められるのであるが、永井が指摘するように、不安症の中に、雑多な問題が並列して取

り上げられていることが大きな問題である。

　たとえば、選択性緘黙は、不安症群に分類されている。われわれは、選択性緘黙自験例89名についての検討を行っている（杉山，2016）。発達障害を見ると、ASDが34名と全体の38％に、知的障害7名、ADHD2名で、それ以外に聴力障害児3名が認められ、さらに言葉の遅れは全体で55名（62％）であった。脱線であるがトラウマの既往も多いのである。被虐待児が29名、学校でのいじめが契機となった者が16名認められた。逆に、何らかの発達障害もトラウマもない児童は20名（22％）に過ぎない。発達障害の有無で見ると、非発達障害群（計43名）は、いずれも大井分類（大井ら，1982）のⅠ型に限られ、Ⅱ型、Ⅲ型といった重症例が見当たらなかった。つまり選択性緘黙という病態において、不安症として捉えることが可能な緘黙と、むしろ発達障害の1つの発現型、つまり十一分類では②、早期関連群として捉えたほうがよい緘黙とが存在することが示された。

　もう1つ社交不安障害であるが、ここで問題になるのは不登校である。この数年、筆者の元を受診する不登校症例の大多数が、発達障害かトラウマかが背後に認められる症例ばかりで、この2軸の基盤を持たない不登校症例にほとんど出会わない。この不登校が、発達障害という視点から見れば、十一の分類の①から⑤までのすべてが認められるのである。逆にそうなると、不安症として不登校という視点が治療のうえで果たして意味があるのだろうか。これまで何度も指摘されているように（杉山，2005）、特にASDに生じた不登校の場合、登校するまで見守るという対応では問題が解決しない。

２．強迫性障害

　永井の労作から孫引きをすれば、これまでの報告で、ASDの強迫性障害の併存は10％から61％にのぼる。強迫性障害に関してもわれわれは過去に調査をしたことがあり、比較的厳密に診断をした強迫性障害の併存は、3.6％であった（内田ら，2008）。このような差は診断基準に由来することは言うまでもない。ASDの諸症状と強迫性障害との重なり合いはそれこそ十一分類のすべてに認められ、強迫性障害なのか、ASDの強迫様症状なのか、さらにチックと強迫性障害との複雑な関連も含め未整理と言う他はない。筆者

の臨床的な経験を述べれば、この十年弱、比較的厳密な強迫性障害の児童思春期症例において、基盤にASDを持たない症例はほとんど存在しないということである。非ASDの強迫性障害についてチェックをしてみると、浜松市子どものこころの診療所で初診した強迫性障害36名中実に1名のみであった。この症例は12歳女児で、幼児期に父親からの性的虐待の既往があり、不潔恐怖を青年期に生じたという症例であった。筆者の外来は難治例が周囲の臨床の場から紹介されるため、重症例の集積度が非常に高く、これが一般的な状況なのかなんともわからない。

3．気分障害

　永井によるまとめでは、ASDにおける併存率は10％から40％と報告されており、バラツキが大きいものの非常に高い併存率である。うつ病と双極性障害とが混在しているので、それぞれについて見なくてはならない。これまでの報告では、ADHDにおけるうつ病の併存率が7％から79％、成人のADHDの報告では、5％から19.4％に双極性障害が認められたと報告があり、ASDの4％から38％にうつ病の併存が、成人ASDの6％から21％に双極性障害の併存が認められたとある。それにしてもこのバラツキそのものが、診断基準のバラツキを現している以外には考えられない。成人の発達障害におけるうつ病について検討を行った阿部（2017）、さらに双極性障害に関して検討を行った篠山（2017）が共に、それぞれの遺伝子レベルでの共通要素が存在すると同時に、それぞれの症状が重なり合うため診断が困難になること、さらにパーソナリティ障害の領域まで含まれていることを指摘している。確かにうつ病は多いのであるが、家族においてもきわめて高く、またADHDに関してはトラウマ系の問題がきちんと除外されているのかという疑問が浮かぶ。つまりトラウマが背後にあるとすれば、複雑性PTSDの症状として明らかにされた気分変動が、気分障害として、うつ病とも双極性障害とも誤診される可能性を持つからである。筆者の自験例による検討では、むしろ15歳未満の子どもの気分障害の場合、発達障害もトラウマの既往もない症例はほとんど存在せず（杉山，2015）、逆に、そのような視点からこれらの病態を見直してみることこそ重要であることが示唆される。治療を行ってみ

ると、普通の成人の気分障害とは違う極少量の薬物療法で治療が可能な例が大多数であり、むしろ普通の治療をすると、医原性の悪化（代表は、抗うつ薬の服用による激しい気分変動）も決して希ではない。

4．統合失調症

　この併存症についても、非常にバラツキがあり、ASD における統合失調症の併存率は、0％から61.5％（！）と報告され（永井，2019）、ジョルジら（Giorgi et al., 2019）による systematic review（系統的レビュー）では9.5％とまとめられている。ADHD に関しては、統合失調症の併存の報告は一般と差がないとされている。この問題についても、筆者らはこれまでに何度か臨床的な研究を行ってきた。統合失調症の診断基準を示す ASD はそこそこの数が存在するものの、長期にわたって経過を見る限り、その症状が一過性で完全寛解していた（杉山，2012）。現在のところ筆者は、むしろ ASD の存在は統合失調症の予防因子となりうるのではないかと考えるようになった。さらに最近よく経験をするのは、トラウマ系の多重人格症例が幻聴のため、ことごとく統合失調症と診断され大容量の抗精神病薬の治療を受けて、しかもまったく臨床的に改善をしていないという痛ましい例の治療である。どうやら発達障害と統合失調症という、古くから提起されてきた問題についても、カテゴリー診断のみの診断と解析では意味を持たないのではないかと考える。統合失調症と発達障害の関連については、第12章でもう一度取り上げる。

　こうしていくつかの疾患について、併存症に関する報告を再検討してみると、逆にこれまでの議論の意味がより明らかになるのではないだろうか。

　診断を下す意味は治療のためである。併存症の診断もまた、本体である発達障害の治療のために役に立つものでなくては何のための診断であろうか。それにしてもカテゴリー診断学の罪は深い。われわれはもう一度、丹念な臨床を大切にする姿勢を取り戻さなくてはならない。

第12章

統合失調症と発達障害と
複雑性 PTSD

診断とは何か

　統合失調症とは何か。この問題は当然ながら診断基準に準拠する。この小
論では、「診断は、治療のための病気の分類」と定義する。つまり診断によっ
て治療法が示されることが前提である。精神科疾患において、同じ抑うつと
いう症状を持っていたとしても、双極性障害と大うつ病とは、薬物への反応
性が異なり、臨床的な経過も著しく異なり、結局、治療の対応方法が異な
る。したがって、双極性障害と大うつ病とを診断において分けることは意味があ
る。このような「診断」の定義において、統合失調症とは何か。

　精神医学における診断は、それ以外の医学における診断とは異なる。第7
章ですでに論じたが、古茶（2019）は、精神科疾患の「診断」の多くは疾患
診断ではなく、理念型による診断であることを指摘する。理念型とはもとも
とマックス・ウェーバーが社会科学の方法について論じた論文で提唱された
ものである。周知のようにそれを精神医学の診断に導入したのはヤスパース
であり、因果論で理解できる了解性とそれを超えた状況や症状とを分け、精
神科疾患の診断の根拠とした。理念型による診断は精神科医にとって、まさ
に「物差し」のように精神科の疾患を評価するときに有用になったと古茶は
述べる。同時に理念型による診断が、個人の評価に委ねられるため、いくら
か恣意的な使用もまた拡大も可能であること、さらに使用において理念型を

形作る視点そのものが重要な要素となることも指摘する。インフルエンザウイルスによる感染症は、多彩な症状を示すとは言え、ウイルスの同定によって診断され、それによって治療法が規定される（疾患診断）。しかし理念型による診断は、個々の治療者が、臨床イメージをどのように保持しているかによって異なってくると。

　筆者の見解を付加すれば、実はそのイメージには、明確に定義された症状論に基づく基礎的症状外のものが含まれており、その最たるものは、対人的な相互交流の場に示される行動上の（微細な）反応形式に他ならない。理念型診断とは、経験を積んだ治療者の場合、対人的な反応行動の違いによる診断と言い換えることもできるのではないか。名人と呼ばれる精神科医は症状以前に、この対人的な反応の類型を（場合によっては最初の会話を交わす前に、また数語の最初の会話によって）非常に短時間に観察して診断を行っているのである（神田橋ら，2018）。

　統合失調症の診断もまた、類型分類に基づく理念型診断であることを古茶は強調する。古茶による統合失調症診断の歴史的経緯を踏まえた論文はすべての精神科医に読んでほしい傑作論文であるが、この小論ではその詳細は省かざるを得ない。クレペリンとブロイラーのそれぞれ理念型による統合失調症診断が、今日に至る2つの流れとなったこと。この両者とも、その成立の当初から内に矛盾を抱えていたこと。クレペリンのそれがいわゆる内因性、すなわち器質的な明確な原因を同定するためのとりあえずの理念型による診断であり、今日のDSM診断につながるものとなったこと。一方、ブロイラーのそれは、統合失調症という病態を医学的心理学の中でどのように理解できるのかという精神病理学的研究に導いたこと。精神分析学からの影響、そして「診断」の混乱をまとめるために提案されたEBMを重視した診断基準の研究、そこからDSM-Ⅲへと展開したことなどなど。古茶は、こうした詳細な検討の上に立って、精神科疾患の4階層分類を提唱する（表17）。古茶の分類を参考に筆者が作成した発達障害の階層分類は表8（58頁）に示した。

　一方黒木（2020）は、統合失調症も自閉スペクトラム症も双極性障害も遺伝子的には重なり合う複数のさまざまな単ゲノムレベルの異常や重複などが確認されており、1つの遺伝子的な問題から複数の症状が多岐に分かれて認

表17 古茶による精神科疾患分類

	層の名称		疾患単位と類型の区別	身体的基盤	カテゴリーの性質	診断の性質
第1層	心の性質の偏り		疾患ではない類型	想定されない	理念型	診断とは呼べない類型学
第2層	内因性精神病	非特異的	疾患であることが想定されている類型	要請される	理念型	「心の性質との偏り」の境界は鑑別「診断」
第3層		特異的				内因性精神病の中では鑑別類型学
第4層	身体的基盤が明らかな精神病		疾患単位	明らかである	実在	鑑別診断

められることも、複数の遺伝子的な問題が1つの症状を示すこともともに認められる。さらにそこにはエピジェネティクスの影響も認められ、環境因の大きな影響があり、発達的に感受性が高い状況において何が起きたのかによって、さまざまな臨床像に展開してゆく。したがって、古い階層モデルは根本から再検討が必要であると主張する（図10）。

　この議論は大変に説得性があるのだが、一臨床医から見たときに多岐にわたる臨床像のその診断は、何を用いているのかと直ちに疑問が湧いてくる。それが DSM-5 では循環論になってしまう。カテゴリー診断で同一の診断名になったとしても、治療法が異なるのであれば、同じ診断名を伏すこと自体が誤りとは言えなくとも問題といわざるを得ないからである。たとえば、糸川（Itokawa et al., 2018）の遺伝子異常を持つ統合失調症の亜型はビタミンB6 が有効となると、抗ドパミン剤による治療が有効な他の統合失調症とは異なっており、古茶分類に当てはめれば、第4層外因性精神疾患に含められるグループではないだろうか。家族集積性が一般の統合失調症より高いことも、遺伝子疾患と考えれば当然である。

　さらに統合失調症の薬物による治療を含む、向精神薬の治療をめぐる議論は、精神薬理学の素人から見たとき混沌を深めている。周知のように近年さまざまな向精神薬は疾患特異性を超えて、有効であることが示されるようになった。たとえば選択的セロトニン再取り込み剤（SSRI）は、パニック障

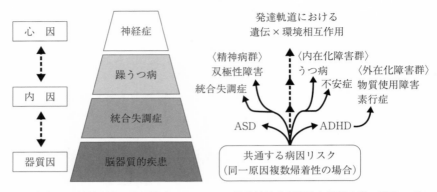

A. 伝統的な精神疾患の階層構造モデル　B. 発達精神病理学的な精神疾患の構造モデル

図 10　黒木による新たな精神科疾患モデル（黒木，2020）

害や、強迫性障害にも抗不安薬以上に有効である（Kaplan et al., 2014）。これは脳神経における原因となる変化は、先の階層分類とは異なっていることを示唆しているが、他方、たとえば強迫性障害において、暴露法の有効性が示されるように、遺伝子学的な脳のレセプターの変化があったとしても、正常からの偏りの少なくとも一部は、その修正が訓練でできることを示している。発達障害においてはさらにこの点は留意する必要がある。たとえばレット（Rett）症候群においてすら、作業療法による療育はそれなりの成果があることが知られている（Lim et al, 2020）。さらに重要と考えられるのは、ほぼすべての向精神薬は対症療法薬で、根本治療薬ではないことが指摘されていることである。それどころか、これらの薬物の神経レセプターへの影響は、長期的にはマイナスになることを示唆するさまざまな証拠がある（Whitaker, 2010）。抗ドパミン薬を服用し続けることが、抗ドパミン薬が必要な脳を作る可能性が否定できないのではないだろうか。薬剤の治療効果検証では、必ず 10%から 15%のプラセボによる治療効果が示されている。普通行われる、統計学的に薬物服薬群が有意に有効という議論ではなく、疾患の治療と長期的な転帰ということを考慮した場合に、おそらくこのプラセボの治療効果が長期的にどのような転帰をたどるのかということ、またプラセボが有効で

あったグループにおいて、他のグループとは異なった臨床的な特徴（あるいは遺伝学的な特徴および脳生理学的特徴）があったのか否かということが本当は問題なのではないだろうか。

　最近の話題は、統合失調症に対するオープン・ダイアローグによる治療（斎藤，2015）であるが、これもいったいどんな統合失調症を対象としてなされたのかいう疑問がすぐに湧いてくる。カテゴリー診断あるいは、それに不随したさまざまな尺度の調査結果のみが付された報告が大多数を占め、遺伝学的な詳細な探索や、脳生理学的な探索は言うに及ばず、生育歴ですら、トラウマ歴、発達歴などが丹念に正確に取られた臨床記述が付された症例記載を持つ報告はきわめて希であり、一臨床医としては是とも否とも判断できず頭を抱えてしまう。

　おそらく、先の「診断」の定義に立てば、臨床的特徴（その中には遺伝子学的変異を含む）をしっかり記載したうえで、長期転帰を見届けることこそが、診断の科学的分類を支える唯一の手段ではないだろうか。そうなると階層分類は、黒木が主張するように役割を終えたとは断言できないのではないだろうか。もちろん黒木の指摘にそった修正が必要であろう。前提として、精神科疾患を形成する諸階層の背後に、共通の部分を持つ遺伝子の多型変異が存在すること、さらに感受性のある時期に遭遇したトラウマが大きな影響を与えることを認め、発達障害や心的外傷体験に対し十分な留意をはらい、遺伝子的な要因と環境要因とを複合的に明確化にする。そのうえで、精神科におけるさまざまな症状とは、発達的に変化してゆくendophenotype（表現型）として、すなわち変化をしてゆくものとして静的ではなく動的に把握し、さらに向精神薬を含めた治療的介入の影響をも考慮する。このような視点に立ったとき、「診断」をめぐって、臨床サイドからどのような寄与が可能なのであろうか。

発達障害および複雑性PTSD、ARMS

　周知のように、DSM-5で統合失調症は、妄想、幻覚、解体した言語、解体したあるいは緊張病性の行動、陰性症状の5項目中2項目以上が6ヵ月以

上持続しているものと定義されている。ただし治療的介入を行った場合には
もっと短い期間でも診断基準を満たすことになるだけでなく、2項目の中で、
5項目のうちの最初の3項目が必ず含まれることだけが規定されていて、確
かにこれはいまだに理念型の診断を超えているものではない。発達障害にし
ても（発達性トラウマ症（van der Kolk, 2005）の最終形としての）複雑性
PTSDにしても、その存在に気づかなければ、容易に診断基準を満たしてし
まう症例が存在することは疑いない。

　さらにこの2つの問題、発達障害と複雑性PTSDとを除外したうえで、
発達精神病理学の視点に立ったとき、統合失調症の診断にどんな留意が必要
になるのだろうか。これは統合失調症の諸症状（と言われてきたもの）を発
達精神病理学的な視点から再構築するという（ぞっとするような）作業を含む。

　ここでは基本的な問題についてのみ論じておきたい。

1．統合失調症の症状を示す発達障害の既往を持つ症例

　発達障害の既往を持つ統合失調症の「診断」には2つのレベルの問題が含
まれる。1つは、従来統合失調症と診断されていたなかに、気づかれず発達
障害が含まれていること。統合失調症と診断されていたなかに、自閉症の症
例が含まれていたことは今や疑いない。統合失調症概念の成立した当初から
このグループはあったと考えるべきであろう。有名なアンネ・ラウをはじめ、
「単純型統合失調症」とはほとんど自閉スペクトラム症の誤診といってよい
だろう。

　もう1つは自閉症が統合失調症の諸症状を生じたとき、その診断をめぐっ
てどのような留意が必要なのかという問題である。自閉スペクトラム症な
ど、発達障害の既往を持つ青年が成人期に、統合失調症の症状を呈すること
は希ならずある。アポフェニーや幻聴、被害念慮なども多彩に生じる。わが
国の臨床報告の中にも、自閉スペクトラム症から希ながら統合失調症が生じ
たという報告も認められる（長倉ら、2014）。しかし筆者の限られた経験で
は、このような統合失調症様の状態から、全員が長くとも数年以内に寛解し
ており、そうなると抗精神病薬の服用はまったく不要になっている（杉山，
2009)。このような経過を見る限り、統合失調症の「診断」をつけるのには

少なくとも留保が必要ということになる。このグループに対して高容量の薬物療法を行わないほうが無難であろう。

もう1つの要因がある。発達障害とトラウマがかけ算になった症例は、もっとも難治性である。ひとたびトラウマの影響を受ければ、症状としては何でもありになる。実はこのグループへの治療的対応はまだ確立されていないと筆者は考える。そうした視点での症例の検討すらいまだ不十分である。たとえば、長倉らの記載した自閉スペクトラム症から統合失調症を生じた症例の報告は詳細なものであるが、遺伝的負因の記載がなく、また1〜3歳まで両親ではなく祖父母に育てられたと記載されている。家族状況が気になるところである。海外の文献のものも含め、もともと社会的適応が良好とはいえない症例が含まれ（つまり発達性トラウマ症の混入が疑われ）、「通常の量」またはそれ以上の抗精神病薬の服用がなされている。詳細な症例検討に立ち戻ることこそが必要ではないかと考えるのであるが。

代表症例を提示し、検討が必要な部分を取り出してみる。提示する症例はまさしく理念型として考えていただきたい。

〈症例 A〉

調べた限り三等親内の家族歴に精神科疾患の既往を持つ者はいない。ただ祖父母に離婚があり情報が不十分な親族が含まれる。

出生時に、羊水多量吸引による新生児仮死があり、新生児けいれん、低血糖も併存して保育器を約2週間使用した。発達のマイルストーンに遅れなく、乳幼児健診でチェック受けなかったが、幼児期はまったく人見知りがなく、買い物に行くと、自分の気になるものの方に行ってしまい、親から平気で離れた。3歳にて幼稚園に通い始めた。年中から保育園に転園した。幼児期は一人遊びばかりしていたというが、行事などで一人だけ目立つことはなかったという。

小学校通常クラスに進学。それまで他人とも平気で交流ができたのが、小学校の3年生ごろから人目を気にするようになり、外出しても母の後ろに隠れてしまうようになった。学校で他児から話しかけられても、緊張して下を向いてしまい、他児と遊んでいる時も、まったく楽しそうでなかったとい

う。友だち関係は特定の子と遊ぶことはあるが、一人で本を読んでいること が多かった。小学校 4 年生にて小児科を受診し、自閉スペクトラム症と診断 を受けた。この前後は、学校で緘黙状態であったという。小学校 6 年生の時 に、ある授業で他の児童がけがをして教師の手が取られたおり、本児は著し く混乱して保健室に避難した。このエピソードをきっかけに教室に入れなく なり、卒業式にも出られなかった。支援級への転級を進められたが、本人が 拒否したため、中学も通常級に進学した。中学校に入ってからは、周りの目 を気にして他児との関わりはまったくなくなった。学習は登校時に、先生が ついてさせていたという。家族は年々ひどくなっていると感じ転院を希望し、 13 歳にて治療者のもとを初診した。

　この時点で他児が授業を始める時間帯には裏口から登校し、相談室で一日 過ごしていたが、週に 1 〜 2 日は欠席があり、半日で帰る日もあり、同年代 の生徒たちとの関わりは避けて生活していた。学校や外出先ではトイレに行 くのを嫌がり、家族以外の人と話すのもできなかった。確認すると魚で目が ついているものは嫌がるほか、同居する祖父のクチャクチャと食べる音が嫌 がり、本人は別室で食べているという。散髪や洗髪はもともと、顔や頭に水 がかかるのを嫌でなかなかできないという。保育園の頃からズボンしか履か ず、スカートは嫌がりそれが続いているという。

　初診時に確認したところ、幻聴があることがわかった。悪口を言われたり 自分の名前を呼ばれたりするという。また 小学校 3 年生頃から人が何かを 言うと自分のことではないかといつも考えていたという。確認すると、同じ 頃から一人でいるときに考えようとしないのに考えが浮かぶことはあると答 えた。家の中にいても、外を通った学校の子どもたちの悪口が聞こえるとい う。月経前には不機嫌になるというが、それほど明確な気分変動は認められ なかった。さらに入眠困難や途中覚醒が認められた。

　自閉スペクトラム症という診断を受けていたが、現在の状態からは統合失 調症の可能性があると判断し、オランザピン 1mg の服用を開始した。する と前より楽になったといい、睡眠も改善した。患児は、「音が気になるけど、 それより以前の嫌なことを考えてしまうのがつらい」。さらに「学校でおも しろくもないのに変な声をだしている人がいてイライラする。そのせいでし

たいことがあってもできないときがある。スケッチブックには、絵ではなく『うるさい』といった文字ばかり書いている。（いやな音で）動きまわりたくなり、いろんなことが頭に入りにくくなっていて嫌だ」と述べた。

　14歳、患児は支援級に変わった。「外からの音」は軽くなった、学校も行きやすくなったと言ったが、そのことに触れるのを避ける様子があり週に数日の登校が続いた。初診から6ヵ月が経った頃、「周りから言われる感じはもうない、でも笑い声が自分の悪口に聞こえる」と述べ、またマスクをするようになり、自分が悪い臭いを出していると訴えた。しかしこの「自己臭」の症状は、数ヵ月で消退し、15歳頃には「人のいないところでは声はないが、人がいると聞こえることがある」と述べるようになり、学校にはほぼ登校できるようになった。

　Aは中学を卒業し高校に進学したが、見られている感じがあって疲れると訴え、週に1、2日ぐらい休む状態が続いていた。16歳、見られているという訴えが消退し、同時に女性の体が嫌だと言うようになった。学校には制服のスカートを着て登校していたが、外出時には男の子のような服装で出かけているという。「胸があるのが嫌。自分が男の子と思われたりする自信はないが、女性に見られるのは嫌、女らしくするとか、女として女性の間に入るのが考えられない、気持ち悪い」と述べた。しかし制服のスカート姿をかわいいと褒めると、うれしそうな笑顔を見せ、まんざらでもない様子だった。

　Aは高校を卒業し、就労移行支援の制度を使いながら仕事を探している。幻聴はないと言うが、ほかの人が言っている言葉が悪口のように聞こえることがあるという。処方は不調の時に少しずつ増えたが、現在でもオランザピン1.6mg程度の服用である。何度か行った知能検査の結果は一貫して正常であった。

　Aの場合、まず自閉スペクトラム症の診断が妥当かどうかが問題になるだろう。幼児期から対人関係の問題らしきものは認められるが幼児期の適応障害は認められず、発達障害としても先の古茶分類では第1層に相当する症例と考えられる。また小学校3年生から性格傾向や行動が変化しており、知覚過敏性に相当する症状も、自閉スペクトラム症の症状と見えなくもないが、むしろ関係念慮に属する症状とも取ることができる曖昧なものである。固定

した症状の形にならず、幻聴も、自己臭もアポフェニー（周囲に変容感）も変動し、やがて自分の性への拒否になるが、これもおそらく自己への違和感に対する反応の１つと考えられ、何というか筋金入りの性同一性の問題ではない。比較的少量の抗精神病薬の服薬によって症状はほぼ消退していて、社会的な後退もみられない。一昔前であれば疑いなく単純型統合失調症と診断を受け、最近であれば今度は、発達障害に併存した統合失調症と診断を受けるであろうが、筆者としては発達障害の診断もクエスチョンである。

２．複雑性 PTSD と統合失調症

最近、この問題に関する研究報告は少なくなく、早期のトラウマ体験は、統合失調症のリスク因子になるというものである。これらの報告に関するメタ解析も行われている（Bailey et al., 2018）。しかしここでいう統合失調症は DSM-5 か ICD-11 によって診断される統合失調症であり、統合失調感情障害、その他の精神病、妄想症などが含まれているものばかりである。つまり「診断」として科学的水準に達していない。本当に統合失調症なのだろうか。発達障害以上に、こちらのグループは精神科医の間にまだ十分意識されていないと感じる。トラウマがひとたび絡むと、症状は実に「何でもあり」である。

複雑性 PTSD が精神科医から統合失調症と診断を受けている場合には２つのパターンがあり、１つは解離性同一性障害の症例がその幻聴のゆえに単純に統合失調症と診断されたものである。最近素晴らしい日本語訳が出たサリヴァンの『精神病理学私記』（1972）を読む限り、サリヴァンはこのグループを統合失調症と診断していたようである。もう１つは自閉スペクトラム症の基盤のうえに激しい子ども虐待がかけ算になっていて、難治性で複合的で多彩な臨床像が現れ、それによって統合失調症と診断を受けている場合である。この後者の場合は、症例によっては、幻聴はないとかあっても非常に短時間とか、被害念慮はあっても妄想ではないとか、困ったことに、DSM の統合失調症の診断基準すら満たさないのに、大量の抗精神病薬の継続的な処方がなされていることも多い。このような処方は、患者の希死念慮を和らげるということにおいて役立っている可能性があるのではあるが。

複雑性 PTSD に対する治療は、当然ではあるが統合失調症とは著しく異

なり、自殺の危険は多いものの、薬物療法においてもごく少量処方と漢方薬の服用と簡易型トラウマ処理を実施すれば、一般的な外来の診療でも治療が可能である。こちらも代表症例を提示する。

〈症例 B〉

　Bの母親は、父親から母親への暴力を見て育った。父親は飲酒をすると家族に暴力を振るい、それを止めようとするBやその兄弟にも激しい暴力を振るった。数年前、両親とも死去、父親はアルコール性の肝硬変であった。Bの母親は、Bの父親と結婚したが、激しいDVのため、Bが1歳過ぎに家出しそのまま離婚になった。約2年後にBの母親は再婚し、兄弟が生まれた。Bはおとなしい子どもで、幼稚園でも集団行動などに問題は認められないが、よくいじめを受けていた。大きな音、怒鳴り声を非常に怖がり、動けなくなってしまった。小学校通常クラスに通う。この時点で義父から患児への性加害が明らかになり、両親は離婚し、母親は子どもを連れて転居した。その後、母親は抑うつが著しくなり精神科への入院となったため、Bは小学校2年生になって、兄弟と共に児童養護施設に入所した。その後母親の状態はさらに悪化し、大量服薬やリストカットを繰り返したが、Bが10歳を超える頃ようやく落ち着いてきたため、Bと兄弟を引き取り一緒に暮らしはじめた。この時点で、Bは児童相談所の紹介で初診した。主訴は物忘れ、指示に従わない、態度がコロッと変わる、自分の考えを言えないなどであった。

　解離尺度を取ると、高得点を示し、記憶の断裂のみならず既にこの時点で、怖い声で自分の名前を呼ばれる幻聴や、暗がりに人影やおばけさらに座布団の上に頸のない子どもの姿が見えるといった幻視も認められた。Bに対し極少量の服薬（アリピプラゾール 0.3mg、ラメルテオン 0.8mg）と簡易型トラウマ処理を開始したところ、悪夢は見なくなって、名前を呼ばれる感じやお化けの姿も薄れたと述べた。しかし普段はおとなしく無口なのに、爆発したような癇癪を起こすことや物忘れは変わらなかった。

　中学生になり受診や服薬が滞りがちになった。その後、母親は付き合っていた男性と別れ話でもつれ、他害自傷と大量服薬のため入院し、Bは再び兄弟と共に一時保護され、そのまま児童養護施設への入所となった。この時点

で規則的な通院が再開されたが、男児からの視線が辛いと訴え、学校を休み
がちになり、不眠を訴えるようになった。母親の不安定な状況が続いていた。
ここで母親のカルテを移し、母子併行治療を開始したところ、母親自身が性
虐待を受けていたことが明らかになったが、母親への治療経過は省略する。

　その後Bは兄弟と共に自宅に戻った。男性の視線の怖さは続き、登校は1、
2時間が限度であった。その後も母親の不調から短期間の一時保護があった。
Bは単位制高校に進学した。高校入学後、学校には休みながらも通っていた
が、視線が気になることは悪化し、男性の目線が怖いためにバスに乗れず、
長距離を歩いて帰ってくるといったことが続いた。また自分の名前を呼ばれ
る幻聴や人影が見える幻視も悪化し、一時期入浴が困難になった。この状況
で三たび、母親の不調が著しくなり入院してしまった。兄弟は再び施設への
入所となったが、Bは頑として拒否し自宅に1人で生活をすることになった。
数ヵ月後、母親は退院して再び一緒に生活をするようになったが、このころ
から外出時に見られている感じはさらに強くなり、外へ出ることがさらに大
変になった。オランザピン 0.5mg の服用を開始し、Bは登校を続けること
ができた。

　18歳、Bは無事に卒業を迎えた。見られている感じはようやく消退して
きて、1人でなければ外出も容易にできるようになった。Bは就労支援を利
用し半日の仕事から始めた。徐々に仕事量を増やし、20歳を過ぎてフルタ
イムの就労に就いた。この時点で服薬はゼロになった。異性の恋人もできて
人の目は怖いが、人混みでなければ見られている感じはないとのことである。

　未治療で経過すれば疑いなく複雑性 PTSD に至ったであろう症例である。
このような育ちのなかで、特に性虐待の既往がある場合に、解離性の幻覚が
認められることはむしろ普通である。この解離性の幻覚は薬物抵抗性が著し
く強く、フラッシュバックの発展型と考えられる。また強い関係念慮が継続
しているが、これは明らかに性虐待に関連する症状である。これだけの逆境
に育ちながらよくぞ乗り越えたと、Bに対し頭が下がる思いである。

3．ARMS と初期統合失調症

　児童精神科医は、いわゆる初期統合失調症（中安，1990）、あるいは

ARMS（Yung et al., 1996）と呼ばれる病態の児童、青年に遭遇することは希ではない。しかし ARMS の臨床的な検討において、例によって、発達障害や、発達性トラウマ症を意識して除外している症例は予想以上に少ないものである。ARMS の場合、

①微弱な精神病症状（一過性の被害念慮、時々生じるまとまりの乏しい思考）、

②短期、間欠型精神病症状（1 週間未満で自然軽快する短期間の精神病状態）、

③素因と状態のリスク因子（第一親等に精神病を有するか統合失調症型パーソナリティ障害の素因を持ち、かつ過去 1 年に社会的機能の低下が認められる）、

の 3 項目が挙げられている。

また初期統合失調症は、

①気づき更新、

②自生観念、

③漠とした被注察感、

④緊迫困惑気分、

の 4 症状を中安は特徴として挙げている。

これまでの研究で、ARMS の症例からは多彩な精神科疾患に移行することが報告され、その一部が精神病圏に移行することが前方向視的長期転帰研究によって指摘された（Fusar-Poli et al., 2017）。しかしこの報告においても、発達障害とトラウマが除外されていない。

わが国の報告を見ると、新井ら（2014）の報告によれば、神奈川県立子ども病院の H22-23 年の 1 年間で 10 歳から 15 歳の新患 310 名中、なんと 20 名が ARMS の基準を満たしていた。しかしその中で統合失調症と診断された症例はゼロで、疑いを含めても 4 名のみであった。自閉スペクトラム症は 5 名であり、被虐待体験が多くに認められたとあるがその実数は記されていない。この報告において典型的に認められるように、しばしば ARMS をめぐる議論はこの小論で取り上げた主題に完全に重なってしまうのである。症例 A も B も、どちらも ARMS もしくは初期統合失調症としてもその基準に合

致する。最近、近藤（2020）による、20歳未満の精神病症状を呈する症例について診断学的解析を行った詳細な研究が報告された。そこにおいても、「併存症」としてASD39％、知的障害13％、解離性障害11％とある。

　ARMSの研究では単一の問題ではなさそうということがどうやら結論になっているようだが、発達障害も複雑性PTSDも除外していないのなら、それはそうだろうと頷かざるを得ない。さらに困ったことに一世代前の「統合失調症」の診断そのものをそのまま鵜呑みにできない状況にすでに至っている。精神病性の素因とされているなかには、おそらく一世代前の発達障害も複雑性PTSDも含まれてしまうのである。

おわりに

　統合失調症とは何か。継続して年間200例から300例の新患の診療を続けて来た一臨床医の外来において、この十年余り、統合失調症という診断を考慮する症例は年間2、3例のみになっている。それも確信をもって統合失調症と診断できる症例はさらに少なく、比較的少量の抗精神病薬の服用のみで、状態や社会的適応に大きな悪化がなくだらだらと経過する提示したような症例ばかりが増えてきている。果たしてこれが日本の臨床の全体の傾向なのか、自分の外来の特殊事情なのかなんとも判断ができない。

　この小論が統合失調症を臨床サイドから見直す契機になればと願うものである。

平成を送る

はじめに

　平成が終わる（＊）。

　筆者は昭和から平成に年号が変わった年に、愛知県心身障害者コロニーを辞し、名古屋大学医学部精神科助手として働き出した。筆者は、『赤ずきんちゃん気をつけて』（庄司，1969）に始まる「薫君シリーズ」の主人公薫と同学年である。高校卒業は、大学紛争のさなか東大入試中止の年であった。庄司は兼ねてから20世紀の後半を生きる1950年生まれの男の子を主人公とした連作を考えていたというが、薫君にこんなことを言わせている。生まれて25年間で知識や力を蓄える。そしてその後の25年間は働いて世の中に貢献する、と。個人的な感想になるが、自分が医者として働き出したのは1976年なので、まさに薫君の計算通りの人生を歩むことになった。しかし医者という職業はさらに何年もの修行が必要で、世の中に貢献できるようになったのはこの名大助手になってからではないかと思う。そこから30年間、走り続けたという実感がある。温故知新というには最近過ぎるが、自分たちが働いて来た時代というものを時に振り返ることは無意味な作業ではないと思う。平成という時代を振り返り、次の時代のテーマについて考えてみたい。

平成とこころの時代

　自分が医師になった70年代後半はこころの時代とも呼ばれていた。高度成長時代が終わり石油ショックの時代に入り、こころの医学、こころの心理学のブームが起きた。わが国においてその牽引者となったのは、河合隼雄、中井久夫、笠原嘉などの先達である。その背後には、敗戦の反動とも言える科学主義一辺倒への批判があったのではないかと考える。

　なかでも河合隼雄である。彼は今日から振り返ってみれば非常に慎重に、現代科学とは相容れない部分をすべて削ったユング心理学をわが国に紹介した。河合自身が言うように当時は科学への信奉がまるで信仰のようになっていたからであろう。まさに平成へと移行する80年代後半になって、時代の要請に合わせる形で河合は少しずつ宗教と連結する領域について少しずつ言及をするようになる（河合，1986）。

　昭和から平成に変わる前後の時代は、精神分析や力動的精神療法に対する、なんというか流行があった。専門家の間においても、難治性の病態への治療の可能性が注目を集めていた。1つはいうまでもなく統合失調症である。安永浩によるファントム空間論の論文を含む、『分裂病の精神料理1』の刊行が1972年、中井久夫による慢性分裂病の寛解過程の論文を含む『分裂病の精神病理2』の刊行が1974年である。この第2巻には、笠原による「境界例」についての論文も掲載されている。そしてもう1つの注目がこの境界例である。境界例をめぐる議論にも密接に絡むのがDSM-Ⅲ（1980）の登場である。今日カテゴリー診断学は、あまりにも行き渡っているため、逆にこれがDSM-Ⅲに始まることが忘れられている。平成を通して、精神医学や臨床心理学はカテゴリー診断学に覆われてゆく。「次のテーマ」を考えるうえで避けられない問題なので、最低限のみこれに触れておきたい。

　従来から行われてきた精神医学の基本である記述精神病理学は、精神疾患に関して精密な観察と詳細な記述によって、病態の特徴的な症状やその経過を明らかにし、分類と診断を行う方法であった。診断を症状によって行わざるをえない理由とは、精神疾患の病因がごくごく最近まで皆目見当がつかな

かったからである。ところが第二次大戦後、世界的な流行をみせた精神分析および力動心理学は、人の行動に及ぼす意識・無意識の力のバランスから精神疾患が生じると考え、仮説ではあるものの病因論が含まれていた。ここで世界レベルの診断の混乱が生じた。そこに DSM- Ⅲ が登場するのである。ロバート・スピッツァー（当時コロンビア大学教授）の牽引による、症状による診断、さらに統計学の手法を用いて診断に必要な症状の項目数を確定するという、「科学的」診断方法は、周知のように瞬く間に精神医学における共通言語となった。また DSM- Ⅲ は多軸診断を採用し、精神疾患とは独立した「人格障害」というグループを創成し、疾患と人格障害について各々独立に診断を行うことを定めた。この DSM- Ⅲ によって「境界例」をめぐる診断の混乱は急速に収束した。今日振り返ると、実は問題の先送りをしたのではないかということも見え隠れするのであるが、この点については後述する。

　平成においてこころの臨床は、カテゴリー診断学と EBM（科学的根拠のある医療）に覆い尽くされる。

　1980 年代後半は後にバブル時代と呼ばれることになる株や不動産の高騰によるマネーゲームの時代であった。そして平成が始まる 1989 年はベルリンの壁崩壊の年なのだ。冷戦の終結、ソビエト連邦の崩壊、そしてわが国は 1991 年にバブル時代が終焉を迎え低成長時代に入る。1980 年代のわが国の児童精神科領域において、中心的な対象は不登校である。笠原によるスチューデントアパシーや、引きこもりを含む退却神経症の提案は 1988 年である。社会全体の向きが外向きから内向きになって行ったのではないかと思う。この当時、特に注目を集めたのは仏教最後のランナー密教である。立花隆による『臨死体験』の出版は 1994 年である。だがこのような広義での宗教への関心はオウム事件（地下鉄サリン事件が 1995 年）によって冷や水を浴びせかけられることになる。

　オウム事件とはいったい何だったのだろう。このような極端な事件は大きな流れの転換点に生じるものである。ここを分岐点として、世界レベルで宗教の持つ力が著しく衰えてゆき、倫理的な歯止めがどんどん失われていったのが平成という時代ではないだろうか。（ムスリムでないものがムスリム内のことに言及するのは非礼であると知りつつ）たとえば他者に犠牲を押しつ

けることを厭わない行動を強いるムスリム原理主義など本来の寛容なイスラム教から著しく逸脱しているのではないだろうか。原理主義が台頭する時とは、宗教の衰退の時期である。インターナショナルな世界宗教である仏教も、キリスト教も、その衰退は目を覆うばかりである。宗教が衰えればニヒリズムが栄える。平成が終わろうとする今日、インターネット革命やグローバリズムに支えられた新自由主義という怪物に、世界全体が覆われている。平成は、こころの時代と言われつつ、実のところ世界レベルでニヒリズムに向かって行った時代なのだと思う。

　このような反宗教的な流れの中で、それを押しとどめようと全身全霊で立ち向かった人を1人あげるとすれば平成天皇に他ならない。天皇陛下のお言葉が一つ一つこころを打つのは、「象徴としての役割」という困難なお仕事（祈りの実践以外の何だろう）を続けられてこられたからに他ならない。天皇のご退位によって何が失われたのだろう。

平成と発達障害

　平成は振り返ってみれば発達障害の時代であった。

　筆者はすでに、『そだちの科学』31号で自閉症概念の変遷に関する批判的な振り返りを行っているので（杉山、2018a）、ここでは要点のみをまとめておきたい。

　発達障害の時代をもたらしたものは、圧縮すればアスペルガー症候群である。言語障害学仮説が崩れ、自閉症の中核が社会性の障害に戻った時点に軌を一にして、ウィングによるアスペルガー症候群の論文が登場した（Wing, 1981）。高機能自閉症者の自伝（Williams, 1992；森口, 1996）とアスペルガー症候群の登場によって、自閉症や広汎性発達障害の診断をより広げざるを得なくなった。その結果、発達障害はむしろ多軸診断における2軸に相当し、schizoidとして古くから知られていたパーソナリティ障害にほぼ重なることが明らかになった。そうして、強迫性障害、摂食障害、気分障害、さらには不登校や引きこもり、統合失調症の症状をしめす成人の一部など、1軸つまり精神科疾患の中に大きな広がりを有し、統合失調症などの誤診例も少なか

らず存在することが示され、精神医学のみならず、社会全体に大きなインパクトを与えた。ウィングが言うように、パンドラの箱が開けられたのである（Wing, 2005）。

　わが国においては2000年5月、高校生が不可解な理由で隣家の主婦を殺害したいわゆる豊川事件が注目を集めた。この少年の鑑定において、アスペルガー症候群という報告がなされ、これが世にアスペルガー症候群の名前が知れわたる契機になるという、当事者やその支援者としては大変に困った状況が生じてしまった。しかし一方、この事件をきっかけに、2005年、発達障害者支援法が制定され、これまで福祉や教育の恩恵を受けることができなかった知的障害を伴わないグループが発達障害として認められるようになった。さらに、2013年DSM-5において、自閉スペクトラム障害（ASD）が登場し、さらにこれまで小児の行動障害として把握されていた注意欠如多動性障害が、神経発達症、つまり発達障害に加えられ、さらにASDとの併存が認められるようになった。忘れてならないのは、知的障害もまた発達障害に（当たり前と言えばそうだが）加えられたことである。平成を通して自閉症とその関連障害を中心とする発達障害は、確かに拡大し続けたのである。

　2018年11月、NHKが連続特集を組むまでに発達障害への啓発は進んできた。しかし、わが国の学校教育は特別支援教育のための基本的な枠組みを変えることができていないように見える。個々のニードに合わせて教育を組むという点に関して、学校教育はむしろ後退しているのではないか。集団で教育を行うという枠にとらわれ過ぎて、1人1人にきちんと教育を行うというもっとも大きな課題が、TOSS（Teacher's Organization of Skill Sharing）など例外的な教師グループを除き、工夫もないまま対応ができていないと見るのは筆者の偏見であろうか。筆者は最近「幼稚園6年制」を提案した（杉山，2018b）。大きな枠組みの再検討が必要な時代にすでに入っているのではないだろうか。

平成とトラウマ

　振り返ってみれば、平成は大災害の時代であった。雲仙普賢岳火砕流（1990）

に始まり、1993 年の北海道南西沖地震（奥尻島地震・津波）、さらにオウム事件と同一の 1995 年には阪神淡路大震災が起きる。6,400 人もの犠牲者を出した一方、100 万人以上のボランティアがその復興に参加した。この大震災の経験が、心的外傷後ストレス障害（PTSD）への関心や注目を呼び起こした。中井による『心的外傷と回復』の翻訳はこの大災害がなければなされなかったであろう。またこの大災害は、神戸にわが国初のトラウマ治療センター（兵庫県こころのケアセンター）が作られる契機となった。

　しかしその後も大震災は継続して起きた。2004 年の新潟県中越地震が起き、2011 年 3 月、東日本大震災という、死者行方不明者 18,000 人を超える未曾有の大災害が起きた。この地震で生じた福島県の原子力発電所のメルトダウン、その後の事故対応、エネルギー政策の全面的な見直しなど、周知のように、これまでの地震災害とはまったく次元が異なるわが国の根幹を揺るがす事態が生じた。東日本大震災の影響はまだまだ続いており、この収束に一体何年を要するのか、本当に収束ができるものなのか見当もつかない状況が続いている。さらに地震災害は続く。2016 年には熊本で、2018 年には北海道でそれぞれ大きな地震とそれによる災害が生じた。筆者は東日本大震災数年前のトラウマティック・ストレス学会の講演で最後のスライドに、「早く地震から卒業しよう！」と書き込んで、加藤寛先生（当時、兵庫県こころのケアセンター所長）から「日本は地震国です！」と叱られたことがある。その後大震災に何度も遭遇し、本当に加藤先生の言われるとおりだと認めざるを得ない。

　さらに昨今の異常気象を反映した洪水被害や台風被害などが毎年のように生じている。これだけ天災が続くと、一昔前なら為政者の政治がよほど悪いからだと非難されたに違いないのであるが。

　もう 1 つの平成とトラウマの大問題が子ども虐待の増加である。これは増加というレベルではない。最初に全国の児童相談所の年間を通しての子ども虐待通告件数の統計が取られ始めたのは 1990 年でありこの年 1,101 件であった。この当時筆者は、日本に子ども虐待が千件もあるのだ、と驚きを持って受け止めた記憶がある。周知のようにこの通告件数の統計は、2017 年において、133,778 件であった。何と 130 倍であり、あらゆる疫学統計の常識

を越える伸びを示したのである。われわれはこの件数を噛みしめる必要がある。13万件ということは、すでにわが国の子どもの年間出生数（946,060人；2017）の14%、15歳未満の子ども人口（1,553万人）の約1%に達する。子ども虐待は積算をするので、このレベルの数が積み上げられてゆくとなると、もはや子どもに関わるすべての職種において、子ども虐待に出会わずには済まない状況が既にもたらされているのである。

　さて2つの疑問が湧く。1つはなぜこのような極端な増加を示したのかということである。もう1つは、この子たちはいったい何処に現れているのかという疑問である。

　前者に関しては、はやりこれまで表に出なかったものが出るようになったことが大きいのだろう。だが昨今の子ども虐待の通報件数の中で、性的虐待は2%前後であり、性的虐待の実態をまったく反映していない。まだすべてが表に出ているわけではないのだ。そして増加の1つの要因は治療をしっかりしてこなかったからである。治療を受けずに放置されると、子ども虐待は次の世代にさらに拡がってゆき、等比級数的な拡大再生産を引き起こすからである。

　後者について、子ども虐待は非行として現れると考えるのが常識であろう。しかしながら、わが国の非行の統計はこの10年余り減少を続けているのである。それでは何に現れているのであろうか。この子どもたちが、難治性の発達障害としてわれわれの前に現れていると考えれば、臨床の実感に一致する。筆者による第四の発達障害にしても、ヴァン・デア・コーク（van der Kolk, 2005）の発達性トラウマ症にしても、被虐待児が学童期において発達障害の臨床像を呈することを指摘している。もちろん、何ら素因がないところに現れることはないであろう。しかし、ASD/ADHDの素因は非常に一般的なものであり、おそらく人類の半数といったレベルで普通に認められるものなのではないかと思う。ここにもカテゴリー診断学の弊害が現れている。さらに子ども虐待の臨床に従事していると、境界パーソナリティ障害に合致する症例で、性的虐待を含む重症の子ども虐待の後遺症でないものにほとんど遭遇しないことにも気づく。今日振り返ってみれば、2軸とは（知的障害を含む）さまざまな発達障害と、複雑性PTSDの組み合わせで概ね説

明ができるのではないか。つまり2軸とは、残念なことにその多くはフロイトとは異なった形でのボタンのかけ違いだったのだ。

　子ども虐待がもたらすのは、愛着障害と慢性のトラウマである。この両者に対する治療的な対応をわれわれは用意する必要がある。それでなくては、虐待の件数は減少に転ずることは望めないからである。

新たな時代へ

　筆者は最近、請われて、ある伝統のある公立病院の児童青年期病棟にスーパーバイズと回診を定期的に行うようになった。そして基本的な精神医学の臨床がメチャクチャになっていることに一驚した。入院している症例は、発達障害と複雑性PTSDとが併存しているものばかりである。逆にいうと、今日、このような症例以外に児童青年期で入院が必要になることは非常に少ないのであろう。ところが生育歴が取られていない、家族歴が取られていない、診断をきちんと下されていない、そのうえで薬の処方だけがなされていて、当然ながら子どもたちはあまり良くならず、若い精神科医の消耗を引き起こし、それが若手医師の精神科医療からの離脱まで生じさせている。しかし老兵の遠慮しながらのアドバイスはなかなか取り入れられない。その理由はエビデンスに欠けるからというのであるが。複雑性PTSDなど、まだ診断基準がない状況の中で、エビデンスなど期待するほうがおかしいと舌打ちをする。良くなっているならいざしらず、悪化していてそのままなのである。何やらこんな末端に、今日の精神医療の問題が集約して現れている。カテゴリー診断学と、EBMという大義名分による自らの工夫や研鑽からの逃避と、大手薬剤メーカーの宣伝に乗っ取られた、平成末期の精神医療の状況に唖然とするばかりである。古い時代遅れと考えていた臨床経験主義をもう一度復活させる他に、この惨状を修正する手段はないのではないかと最近考えるようになってきた。

　これに限らず、平成という時代は改革とか科学的という呼び名のもとで、ことごとく悪化を招く変化を作り出した時代である。グローバリズムも新自由主義も（ついでにEBMも）、人に、子どもに幸福をもたらさないことがはっ

きりしてきたのではないだろうか。

　あの醜悪な超大国の大統領、さらには、社員の平均賃金の 100 倍以上の報酬を受けとり、さらに不正を行ってまで、マネーゲームでお金を増殖させる世界企業の経営者など。このような状況をもたらした責任を、宗教に追わせるのは申し訳ないが、その衰退以外に理由が見当たらない。格差社会が拡がり、不平等が拡がり、子どもの貧困が拡がりつつある今日の状況に矛盾を覚えなければ、もはや宗教家とは言えないであろう。今上天皇は平成を振り返って「平成が戦争のない時代として終わろうとしていることに、心から安堵しています」というご発言をされた。宗教者としての陛下の実践こそが、この時代のわが国を辛うじて戦争のない時代にしたのかもしれないとも思う。平成という時代を送る、ひとりの宗教者へのこころからの敬愛を込めて。

　今日に至ってわが国では、井筒俊彦や鈴木大拙の再評価が行われている（斎藤，2018；安藤，2018）。新自由主義に対抗できるものはいったい何なのか、新たなこころの時代が来ることを願ってやまないが、それをもたらすことができるか否か、実は新しい子どもたちの「そだち」にかかっている。脳科学の進展によって、精神科疾患の科学的な解明と治療を行うその前に、幸福で健康な生き方とはいったい何なのか、翻って言えば、生きる目的とはもっと単純で明快な倫理ではなかったのか、確認をし直す作業が必要である。薫君はお母さんに次のように言われて育ったと書かれている。「自分のことは自分でするように。人に迷惑を掛けないように。そして余力があったら他の人の幸福のために働くように。」

　科学的な結論にはならないが、新たな時代を作り出すのは、子どものそだちへの祈りを込めた、われわれの地道な実践に他ならない。

＊この小論は 2019 年に書かれたものである。そこからすでに 5 年以上が経過しているが、記載当時のままとする。

文　献

阿部隆明（2017）：発達障害の有無によるうつ病の治療の違い．精神科治療学，32（12），1591-1596.

天野玉記（2019）：ＥＭＤＲとその治療．こころの科学増刊（杉山登志郎編），発達性トラウマ障害のすべて，96-103.

American Psychiatric Association（2013）:Diagnostic and Statistical Manual of Mental Disorders:Fifth Edition DSM-5（日本精神神経学会（日本語版用語監修），髙橋三郎他監訳（2014）：DSM-5　精神疾患の診断と統計マニュアル，医学書院，東京.

Andersen SL, Tomada A, Vincow ES, et al. (2008): Preliminary evidence for sensitive periods in the effect of childhood sexual abuse on regional brain development. Journal of Neuropsychiatry Clinical Neuroscience, 20(3),292-301.

安藤礼二（2018）：大拙．講談社，東京.

新井卓，藤田純一，南達哉　他（2014）：児童精神科受診者における At risk mental state 症例の後方視的検討．児童青年精神医学とその近接領域，55(5), 624-631.

Asukai, N, Kato, H, Kawamura, N, Kim Y, Yamamoto K, Kishimoto J, Miyake Y, Nishizono-Maher A(2002): Reliability and validity of the Japanese-language version of the impact of event scale-revised(IES-R-J): four studies of different traumatic events. The Journal of Nervous and Mental Disease, 190(3), 175-182.

Bailey T, Alvarez-Jimenez M, Garcia-Sanche AM, et al. (2018): Childhood Trauma Is Associated With Severity of Hallucinations and Delusions in Psychotic Disorders. A Systematic Review and Meta-Analysis Schizophrenia Bulletin, 44 (5), 1111–1122.

Bakermans-Kranenburg MJ, van Ijzendoorn MH (2007): Research Review: genetic vulnerability or differential susceptibility in child development: the case of attachment. Journal of Child Psychology and Psychiatry, 48(12), 1160-73.

Belsky J, Pluess M, & Widaman KF (2013): Confirmatory and competitive evaluation of alternative gene-environment interaction hypotheses. Journal of Child Psychology and Psychiatry, 54, 1135–1143.

Belsky J, Pokhvisneva I, Rema ASS et al., (2019): Polygenic differential susceptibility to prenatal adversity. Developmental Psychopathology, 31(2), 439-441.

Brewin CR, Cloitre M, Hyland P et al. (2017): A review of current evidence regarding the ICD-11 proposals for diagnosing PTSD and complex PTSD. Clinical Psychological Review, 58, 1-15.

Charney DS(2004): Psychobiological mechanisms of resilience and vulnerability: implications for successful adaptation to extreme stress. sAmerican Journal of Psychiatry, 161(2), 195-216.

Chen L, Zhang G, Hu M, & Liang X. (2015): Eye movement desensitization and reprocessing versus cognitive-behavioral therapy for adult posttraumatic stress disorder: systematic review and meta-analysis. The Journal of Nervous and Mental Disease, 203(6), 443-451.

Conrad K (1958): Die beginnende Schizophrenie. Versuch einer Gestaltanalyse des Wahn（吉永五郎訳，西園昌久校閲（1973）：精神分裂病─その発動過程 妄想のゲシュタルト分析試論. 医学書院，東京.

Coventry PA, Meader N, Melton H et al. (2020): Psychological and pharmacological interventions for posttraumatic stress disorder and comorbid mental health problems following complex traumatic events: Systematic review and component network meta-analysis. PLoS Med. 2020 Aug19;17(8):e1003262.doi:10.1371/journal.pmed.1003262.

土井健郎編（1972）：分裂病の精神病理 1. 東京大学出版会，東京.

土居健郎（1977）：方法としての面接─臨床家のために. 医学書院，東京.

Dorrepaal E, Thomaes K, Hoogendoorn AW et al. (2014): Evidence-based treatment for adult women with child abuse-related Complex PTSD: a quantitative review. Europian Journal of Psychotraumatology, 14;5:23613.doi: 10.3402/ejpt.v5.23613.

Felitti VJ, Anda RF, Nordenberg D, et al., (1998): Relationship of childhood abuse and household dysfunction to many of the leading causes of death in adults. The Adverse Childhood Experiences (ACE) Study. American Journal of Prevention Medicine, 14(4): 245-58.

Foa, EB, Rothbaum BO, Hembree EA.(2007): Prolonged exposure therapy for PTSD. Oxford University Press.（金吉晴・小西聖子他訳（2009）：PTSD の持続エクスポージャー療法』星和書店，東京）

Forbes D, Bission JI, Monson CM et al. (2020): Effective Treatments for PTSD: Practice Guidelines from the International Society for Traumatic Stress Studies (English Edition) 3rd, Guilford Press, New York.（飛鳥田望監訳（2022）：PTSD 治療ガイドライン 第 3 版. 金剛出版，東京）

藤本昌樹（2019）：ボディーコネクトセラピー─トラウマ対処の新たな可能性. こころの科学増刊（杉山登志郎編），発達性トラウマ障害のすべて，47-53.

Fujisawa TX, Nishitani S, Takiguchi S et al. (2019): Oxytocin receptor DNA methylation and alterations of brain volumes in maltreated children. Neuropsychopharmacology,

44(12): 2045-2053.

福井義一（2012）：自我状態療法の実際. ブリーフサイコセラピー研究, 21, 33-42.

Fusar-Poli P, Rutigliano G, Stahl D et al. (2017): Long-term validity of the At Risk Mental State (ARMS) for predicting psychotic and non-psychotic mental disorders. Eurropian Psychiatry. 42, 49-54.

Giorgi RD, Crescenzo FD, D'Alo GL et al. (2019): Prevalence of non-affective psychosis in individuals with autism spectrum disorders: a systematic review. Journal of Clinical Medicine, 8(9), 1304.

Goldberg, LR (1992): The development of markers for the Big Five factor structure. Psychological Assessment, 4, 26-42.

Grand D (2013): Brainspoting: The revolutionary new therapy for rapid and effective change. Sounds True1.（藤本昌樹訳（2017）：ブレインスポッティング入門. 星和書店, 東京）

Grandin T, Panek R (2014): The autistic brain. Rider, London.（中尾ゆかり 訳（2014）：自閉症の脳を読み解く. NHK 出版, 東京）

花丘ちぐさ, 浅井咲子（2019）：発達トラウマとソマティック・エクスペリエンシング療法. こころの科学増刊（杉山登志郎編）, 発達性トラウマ障害のすべて, 70-77.

Hawks ZW, Constantino JN (2020): Neuropsychiatric "comorbidity" as causal influence in autism. Journal of American Academy of Child and Adolescent Psychiatry, 59(2), 229.-235.

Herman, JL (1994): Trauma and Recovery: From Domestic Abuse to Political Terror. Rivers Oram Press.（中井久夫訳（1996）心的外傷と回復. みすず書房, 東京.）

Hopper K, Wanderling J (2000): Revisiting the developed versus developing country distinction in course and outcome in schizophrenia: results from ISoS, the WHO collaborative followup project. International Study of Schizophrenia. Schizophrenia Bulletin, 26(4), 835-846.

Homma I, Akai L(2010): Breathing and Emotion. In Makinen A and Hajek P(Eds): Psychology of Happiness. Nova Science Publishers, pp179-188.

Horwitz T, Lam K, Chen Y et al. (2019): A decade in psychiatric GWAS research. Molecular Psychiatory, 24(3), 378-389.

堀田洋(2019)：簡易型トラウマ処理による治療―臨床医の立場から. こころの科学増刊（杉山登志郎編）, 発達性トラウマ障害のすべて, 38-46.

Hyland P, Shevlin M, Fyvie C, & Karatzias T (2018):Posttraumatic Stress Disorder and Complex Posttraumatic Stress Disorder in DSM-5 and ICD-11: Clinical and Behavioral Correlates. Journal of Traumatic Stress, 31(2), 174-180.

Isaac M, Chand P, Murthy P. (2007): Schizophrenia outcome measures in the wider international community. British Journal of Psychiatry, Suppl, 50, s71-77.

Itokawa M, Miyashita M, Arai M, et al. (2018): Pyridoxamine: A novel treatment for schizophrenia with enhanced carbonyl stress Psychiatry and Clinical Neuroscience, 72(1), 35-44.

伊藤絵美（2019）：スキーマ療法 - 複雑性 PTSD の治療．こころの科学増刊（杉山登志郎編），発達性トラウマ障害のすべて，104-110.

伊藤華野（2019）：トラウマを有する子どもへのヨーガの応用．こころの科学増刊（杉山登志郎編），発達性トラウマ障害のすべて，101-119.

Jaspers K (1913): Allgemeine Psychopathologie. Springer. Berlin.（内村祐之，西丸四方，島崎敏樹，岡田敬蔵訳（1955 − 1956）：ヤスペルス精神病理学総論（上・中・下），岩波書店，東京）

神田橋條治（2007）：PTSD の治療．臨床精神医学，36(4), 417-433.

神田橋條治（2009）：難治例に潜む発達障害．臨床精神医学，38(3), 349-365.

神田橋條治（2019）：心身養生のコツ．岩崎学術出版社，東京.

神田橋條治（2020）：神田橋條治が教える 心身養生のための経路 ツボ療法，創元社，大阪.

神田橋條治，白柳直子（2018）：神田橋條治の精神科診察室．IAP 出版，大阪.

金生由起子（2017）：チック関連強迫症について．精神科治療学，32(3), 335-342.

笠原 嘉（1976）：精神科医のノート．みすず書房，東京.

笠原嘉（1988）：退却神経症．講談社現代新書，東京.

河合隼雄（1986）：宗教と科学との接点．岩波書店，東京.

Kemp AS, Schooler NR, Kalali AH et al. (2010): What is causing the reduced drug-placebo difference in recent schizophrenia clinical trials and what can be done about it? Schizophrenia Bulletin, 36(3), 504-509.

衣笠隆幸（2010）：重ね着症候群の診断と治療．児童青年精神医学とその近接領域，51(4), 345-351.

Kirov G (2015): CNVs in neuropsychiatric disorders. Human Molecular Genetics, 24(R1), R45-49.

古茶大樹（2019）：臨床精神病理学．日本評論社，東京.

子どものこころ専門医機構（2023）：https://kks-kokoro.jp/general/doctor_list_1.

Kojima M, Furukawa TA. Takahashi H et al. (2002): Cross-cultural validation of the Beck De- pression Inventory-II in Japan. Psychiatry Research, 110(3), 291-299.

近藤毅（2020）：初診時に精神病症状を呈する 20 歳未満の患者の特徴．児童青年精神医学とその近接領域，61(3), 215-220.

Krueger RF (1999): The structure of common mental disorder. Archives of General Psychiatry, 56(10), 921-926.

Krueger RF, Kotov R, Watson D (2018): Progress in achieving quantitative classification of psychopathology. World Psychiatry, 17, 282–293.

Kumsta R, Kreppner JM, Rutter M et al. (2010): Deprivation-Specific Psychological Patterns: Effects of Institutional Deprivation. Monographs of the Society for Research in Child Development, 75(1), 48-78.

黒木俊秀（2020）：自閉スペクトラム症とアタッチメントの発達精神病理学．（内海健，清水光恵，鈴木 國文編：発達障害の精神病理Ⅱ．星和書店，東京

黒木俊秀（2021）：神経症概念の消滅とその後の展開．（大森哲郎編：精神医学における仮説の形成と検証（精神医学の基盤 5）．154-165．学樹書院，東京．

Lahey BB, Zald DH, Hakes JK et al. (2014): Patterns of heterotypic continuity associated with the cross-sectional correlational structure of prevalent mental disorders in adults. JAMA Psychia try, 71 (9), 989-996.

Levine PA (2010): In an unspoken voice; how the body releases trauma and restores goodness. North Atlantic Books, Berkeley.（池島良子，西村もゆ子他訳（2016）：身体に閉じ込められたトラウマーソマティックエクスペリエンシングによる最新のトラウマケア．星和書店，東京．

Lim J, Greenspoon D, Hunt A, et al. (2020): Rehabilitation interventions in Rett syndrome: a scoping review. Development of Medicine and Child Neurology; 62(8), 906-916.

Locher C, Koechlin H, Zion SR et al. (2017): Efficacy and Safety of Selective Serotonin Reuptake Inhibitors, Serotonin-Norepinephrine Reuptake Inhibitors, and Placebo for Common Psychiatric Disorders Among Children and Adolescents: A Systematic Review and Meta-analysis. JAMA Psychiatry, 74(10), 1011-1020.

Losh M, Adolphs R, Poe MD et al. (2009): Neuropsychological Profile of Autism and the Broad Autism Phenotype. Arch Gen Psychiatry, 66(5), 518-526.

Lundström S, Reichenberg A, Melke J et al. (2015): Autism Spectrum Disorders and Co-existing Disorders in a Nationwide Swedish Twin Study. Journal of Child Psychology and Psychiatry, 56(6), 702-710.

Maercker A, Cloitre M, Bachem R et al. (2022): Complex post-traumatic stress disorder. Lancet, 400(10345), 60-72.

Mathes BM, et al. (2020): Attachment theory and hoarding disorder: A review and theoretical integration. Behav Res Ther, 125:103549. doi: 10.1016/j.brat.2019.103549. Epub 2019 Dec 30.

嶺輝子（2019）：ホログラフィートークの可能性．こころの科学増刊（杉山登志郎編），発達性トラウマ障害のすべて，54-62

宮岡等（2019）：多彩な新しい精神療法への懸念．こころの科学，204, 1.

宮本忠雄編（1974）：分裂病の精神病理 2．東京大学出版会，東京．

森口奈緒美（1996）：変光星．飛鳥新社，東京．

森川綾女（2019）：つぼトントン― TFT（思考場療法）による治療．こころの科学増刊（杉山登志郎編），発達性トラウマ障害のすべて，63-69.

Mountain G, Cahill J, Thorpe H (2017): Sensitivity and attachment interventions in early childhood: A systematic review and meta-analysis. Infant Behavior and Development, 46, 14-32.

永井幸代（2019）：小児・思春期の自閉症スペクトラム障害児の精神医学的併存症．小児の精神と神経，59(1), 53-81.

長倉いのり，石坂好樹（2014）：自閉症スペクトラム障害に合併する精神病的状態について．児童青年精神医学とその近接領域，55(5), 605-623.

中西正史（2019）：［座談会］発達性トラウマ障害のゆくえ．こころの科学増刊（杉山登志郎編），発達性トラウマ障害のすべて，2-22.

中安信夫（1990）：初期分裂病．星和書店，東京．

Nelson CA, Fox NA, Zeanah CH (2014)：Romania's Abandoned Children: Deprivation, Brain Development, and the Struggle for Recovery. Harvard University Press, Cambridge.（上鹿渡和宏，青木豊，稲葉雄二他監訳，門脇陽子，森田由美訳（2018）：ルーマニアの遺棄された子ども達の発達への影響と回復への取り組み．福村出版，東京.）

NeuroTek (2021): https://neurotekcorp.com（参照 2024 年 4 月）.

野坂祐子（2019）：トラウマインフォームドケア．日本評論社，東京．

大江美佐利，千葉比呂美（2019）：STAR/NT および関連治療技法が目指すもの．こころの科学増刊（杉山登志郎編），発達性トラウマ障害のすべて，84-89.

Ohgami H, Terao T, Shiotsuki I, Ishii N, Iwata N(2009): Lithium levels in drinking water and risk of suicide. British Journal of Psychiatry, 194(5): 464-465.

大井正巳，藤田隆，田中通，他（1982）：青年期の選択緘黙についての臨床的および精神病理学的研究—社会化への意欲に乏しい 5 症例．精神神経学雑誌，84(2), 114-133.

Pardo JV, Fox PT , Raichle ME (1991): Localization of a human system for sustained attention by positron emission tomography Nature, 349, 61-64.

Park C, Rosenblat JD, Brietzke E et al. (2019): Stress, epigenetics and depression: A systematic review. Neurosci Biobehav Review, 102, 139-152.

Patterson, DA, & Lee, MS (1995): Field trial of the Global Assessment of Functioning Scale-Modified. The American Journal of Psychiatry, 152(9), 1386-1388.

Paulsen S(2009): Looking Through the Eyes of Trauma and Dissociation. Charlston, Booksurge Publication.（新井陽子・岡田太陽監修，黒川由美訳（2012）：トラウマと解離症状の治療—EMDR を活用した新しい自我状態療法．東京書籍，東京）

Rodewald F. Wilhelm-Going C. Emrich HM et al. (2011): Axis-I comorbidity in female patients with dissociative identity disorder and dissocia- tive identity disorder not otherwise specified. The Journal of Nervous and Mental Disease, 199 (2), 122-131.

Pardo JV, Fox PT, Raichle ME (1991): Localization of a human system for sustained attention by positron emission tomography Nature, 349, 61-64.

Poole NA, Wuerz A, Agrawal N (2010): Abreaction for conversion disorder: systematic review with meta-analysis. British Journal of Psychiatry, 197(2): 91-95.

Rasooly R, Hernlem B, He X, Friedman M.(2013): Non-linear relationships between aflatoxin B_1 levels and the biological response of monkey kidney Vero cells. Toxins (Basel), 5(8), 1447-1461.

Rutter M, Andersen-Wood L, Beckett C et al. (1999): Quasi-autistic patterns following severe early global privation. English and Romanian Adoptees (ERA) Study Team. Journal of Child Psychology and Psychiatry, 40(4), 537-49.

Rutter M, Kreppner J, Croft C et al. (2007): Early adolescent outcomes of institutionally deprived and non-deprived adoptees. III. Quasi-autism. Journal of Child Psychology and Psychiatry, 48 (12), 1200-1207.

Rutter M, Kreppner J, Sonuga-Barke E (2009): Emanuel Miller Lecture: Attachment insecurity, disinhibited attachment, and attachment disorders: where do research findings leave the concepts? J Child Psychol Psychiatry. 2009 May; 50(5), 529-43.

Rutter M., Sroufe A.(2000): Developmental psychopathology : concepts and challenges. Development and Psychopathology, 12 (2) 265–296.

Sadock BJ, Sadock VA, Sussman N (2014): Kaplan & Sadock's Pocket Handbook of psychiatric drug treatment 6th ed. Williams & Wilkins/ Wolters Kluwer Health Inc. New York. (神庭重信監修，山田和男，黒木俊秀監訳（2015）：カプラン精神科薬物ハンドブック第5版．メディカルサイエンス・インターナショナル，東京.

斎藤慶典（2018）：「東洋」哲学の根本問題．講談社選書メチエ，東京.

斎藤環（2015）：オープンダイアローグとは何か．医学書院，東京.

Schubert SJ, Lee CW, Drummond PD (2011): The efficacy and psychophysiological correlates of dual-attention in eye movement desensitization and reprocessing (EMDR). Journal of Anxiety Disorder; 25(1), 1-11.

Shapiro, F. (2001): Eye movement desensitization and reprocessing: Basic principles, protocols, and procedures 2nd ed. (市井雅哉監訳（2004）：EMDR: 外傷記憶を処理する心理療法．二瓶社.）

篠山大明（2017）：大人の発達障害と双極性障害との関係．精神科治療学，32(12), 1597-1604.

庄司順一，奥山眞紀子，久保田まり編著（2008）：アタッチメント―子ども虐待・トラウマ・対象喪失・社会的養護をめぐって．明石書店，東京.

庄司薫（1969）：赤頭巾ちゃん気をつけて．中央公論社，東京.

Simpson CJ(1984):The stigmata: pathology or miracle? British Medical Journal (Clin Res Ed). 289(6460), 1746-1748.

Spiegelman MJ,（河合隼雄，町沢静夫，森文彦訳（1994）：能動的想像法―内なる魂との対話．創元社，東京.）

Soendergaard HM, Thomsen PH, Pedersen P et al. (2016): Treatment dropout and missed appoint ments among adults with attention-deficit/hyperactivity disorder: associations with patient and disorderrelated factors. Journal of Clinical Psychiatry, 77(2), 232-239.

Sokilva E, Oerlemans,AM,Rommelse NN et al. (2017): A Causal and Mediation Analysis of the Comorbidity Between Attention Deficit Hyperactivity Disorder (ADHD) and

Autism Spectrum Disorder (ASD), Journal of Autism and Developmental Disorder, 47(6), 1595–1604.

Sonuga-Barke EJS, Kennedy M, Kumsta R. Knights N et al. (2017): Child-to-adult neurodevelopment and mental health trajectories after early life deprivation: the young adult follow-up of the longitudinal English and Romanian Adoptees study. Lancet, 389, 1539-1548.

総務省（2017）：発達障害者支援に関する行政評価・監視：結果に基づく勧告.

Sparr LF, Moffitt MC, Ward MF (1993): Missed psychiatric appointments: who returns and who stays away. American Journal of Psychiatry, 150(5), 801-805.

杉山登志郎（1994）：自閉症に見られる特異な記憶想起現象―自閉症の time slip 現象. 精神神経学雑誌, 96(4), 281-297.

杉山登志郎（2005）：アスペルガー障害の現在. そだちの科学, 5, 9-21.

杉山登志郎（2007）：子ども虐待という第四の発達障害. 学研, 東京.

杉山登志郎（2009）：講座　子どもの診療科. 講談社. 東京.

杉山登志郎（2012）：発達障害から発達凸凹へ. 児童青年期精神医学とその近接領域, 53(3), 220-229.

杉山登志郎（2014）：発達障害への少量処方. そだちの科学, 22, 54-62.

杉山登志郎（2015）：発達障害の薬物療法―ASD・ADHD・複雑性 PTSD への少量処方. 岩崎学術出版社, 東京.

杉山登志郎（2016）：子と親の臨床―そだちの臨床 2. 日本評論社, 東京.

杉山登志郎（2018a）発達障害および複雑性 PTSD を呈する患者に対する，新たな簡易型トラウマ処理の開発と治療実践. EMDR 研究 , 10(1),41-55.

杉山登志郎（2018b）：子育てで一番大切なこと―愛着形成と発達障害, 講談社, 東京.

杉山登志郎（2018c）：知覚過敏性を巡る諸問題 .（鈴木國文, 内海健, 清水光恵編）発達障害の精神病理Ⅰ, 星和書店, 115-128.

杉山登志郎（2019a）：発達性トラウマ障害と複雑性ＰＴＳＤの治療. 誠信書房, 東京.

杉山登志郎, 堀田洋（2019b）：発達性トラウマ障害と複雑性ＰＴＳＤ. 小児の精神と神経, 59(1),15-23.

杉山登志郎編（2019c）：発達性トラウマ障害のすべて. こころの科学増刊.

杉山登志郎（2020a）：自閉症・ASD をめぐって. 発達, 161, 28-34.

杉山登志郎（2020b）：自我状態療法. 精神療法, 46(1),19-23.

杉山登志郎（2020c）：子育困難家族の臨床. EMDR 研究 ,12(1), 18-25.

杉山登志郎（2020d）：発達障害の「併存症」. そだちの科学, 35,13-20.

杉山登志郎（2021a）：統合失調症と発達障害と複雑性 PTSD. そだちの科学, 36,2-10.

杉山登志郎（2021b）：青年期の一過性幻覚. そだちの科学, 36,33-35.

杉山登志郎（2021c）：テキストブック TS プロトコール. 日本評論社, 東京.

杉山登志郎, 堀田洋, 涌澤圭介他（2022）：新たな簡易型トラウマ処理プロトコールによるランダム化比較試験による治療研究. EMDR 研究, 14(1), 56-65.

杉山登志郎編（2023）：TS プロトコールの臨床．日本評論社，東京．

Sullivan HS (1972): Personal Psychopathology. The William Alanson White Psychiatric Foundation.（阿部大樹，須貝秀平訳（2019）：精神病理学私記．日本評論社，東京．）

鷲見聡（2023）：発達障害の有病率の変遷について．小児内科，54(7), 1076-1080.

鈴木太（2019）：ICD-11 における複雑性 PTSD．小児の精神と神経，59(1), 25-30.

立花隆（1994）：臨死体験（上・下）．文藝春秋，東京．

滝川一廣，内海新祐編（2020）：子ども虐待を考えるために知っておくべきこと．こころの科学増刊．

Takiguchi S, Fujisawa TX, Mizushima S et al.(2015): Ventral striatum dysfunction in children and adolescents with reactive attachment disorder: functional MRI study. BJPsych Open. 2015 Oct 14; 1(2): 121-128. doi: 10.1192.

Teicher MH, Samson JA (2013): Childhood maltreatment and psychopathology: A case for ecophenotypic variants as clinically and neurobiologically distinct subtypes. Am J Psychiatry, 170(10), 1114-1133.

Teicher MH, Samson JA, Anderson CM et al. (2016): The effects of childhood maltreatment on brain structure, function and connectivity. Nature Reviews Neuroscience, 17, 652–666.

Terr, LC (1991): Childhood traumas: an outline and overview. American Journal of Psychitry, 148(1), 10-20.

Theratappr (2021): https://www.dnmsinstitute.com/ theratapper/（参照 2024 年 4 月）．

十一元三（2006）：広汎性発達障害における強迫関連現象．児童青年精神医学とその近接領域，47(2), 127-134.

Tomoda A, Navalta CP, Polcari A, et al. (2009): Childhood sexual abuse is associated with reduced gray matter volume in visual cortex of young women. Biological Psychiatry, 66(7), 642-648.

Tomoda A, Polcari A, Anderson CM et al. (2012): Reduced visual cortex gray matter volume and thickness in young adults who witnessed domestic violence during childhood. PLoS One, 7(12), e52528.

Tomoda A, Sheu YS, Rabi K, et al. (2011): Exposure to parental verbal abuse is associated with increased gray matter volume in superior temporal gyrus. Neuroimage, 54 Suppl 1, S280-6.

Tomoda A, Suzuki H, Rabi K, et al. (2009): Reduced prefrontal cortical gray matter volume in young adults exposed to harsh corporal punishment. Neuroimage, 47 Suppl 2(Suppl 2), T66-71.

友田明美（2015）：脳科学から見た児童虐待．トラウマティック・ストレス，13(2), 125-133.

友田明美（2017）：子どもの脳を傷つける親たち．ＮＨＫ出版，東京

土屋賢治（2021）：統合失調症は減っているのか？ そだちの科学，36, 36-40.

内田志保, 杉山登志郎 (2008) ：高機能広汎性発達障害の児童青年に認められた併存症と しての強迫性障害に関する検討. 小児の精神と神経, 48(1), 49-58.

Van der Kolk B (2005): Developmental trauma disorder. Psychiatric Annals, 35(5), 401-408.

van der Kolk B (2014): The body keeps the score: Brain, Mind, and Body in the Healing of Trauma. Penguin Books, London. （柴田裕之訳 (2016) ：身体はトラウマを記憶 する. 紀伊國屋書店, 東京）

van der Kolk B, Ford JD, Spinazzola J (2019): Comorbidity of developmental trauma disorder (DTD) and post-traumatic stress disorder: findings from the DTD field trial. European Journal of Psychotraumatology, 29, 10(1)1562841

Wakusawa K, Sugiyama T, Hotta H et al. (2023): Triadic Therapy Based on Somatic Eye Movement Desensitization and Reprocessing for Complex Posttraumatic Stress Disorder: A Pilot Randomized Controlled Study. Journal of EMDR Practice and Research, 17 (3), 159-170.

Watkins JG, Watkins HH (1997): Ego states-theory and therapy. W.W. Norton & Company, New York

Weber M (1904): Die "Objektivitat" sozialwissen- schaftlicher und sozialpolitischer Erkenntnis. Archiv fur Sozialwissenschaft und Sozialpolitik, 19 (1), 22-87.

Whitaker R. (2010): Anatomy of an epidemic magic bullets, psychiatric drugs, and the astonishing rise of mental illness in America. Crown Publishers, New York. （小野善 郎監訳, 門脇陽子, 森田由美訳 (2012) ：心の病気の「流行」と精神科治療薬の真実. 福村出版, 東京.

Williams, D. (1992) : Nobody nowhere. Transworld Publishers Ltd., London. （河野万理 子訳 (1993) ：自閉症だった私へ. 新潮社, 東京.）

Wing, L. (1981): Asperger's syndrome; A clinical account. Psychological Medicine 11 :115-129.

Wing, L. (2005): Reflections on opening Pandora's box. Journal of Autism and Developmental Disorders, 35(2), 197-203.

World Health Organization. (1979): Schizophrenia: An International Follow-up Study. John Wiley and Sons, New York.

Yung, AR, McGorry, PD, McFarlane, CA, Jackson, HJ, Patton, GC and Rakkar, A (1996) Monitoring and care of young people at incipient risk of psychosis. Schizophrenia Bulletin 22, 283-303.

Zeanah CH, et al(2016): Practice Parameter for the Assessment and Treatment of Children and Ado- lescents With Reactive Attachement Disorder and Disinhibited Social Engagement Disorder. J Am Acad Child Adolesc Psychiatry 55990-1003.

Zinkstok JR. Boot E, Bassett AS et al. (2019): Neurobiological perspective of 22q11.2 deletion syndrome, Lancet Psychiatry, 6(11), 951-960.

初出一覧

第Ⅰ部　発達性トラウマ症とその臨床

第1章　トラウマ処理を学び臨床を拡げよう──総論にかえて
（原題：トラウマ処理を学び臨床を拡げよう）『小児の精神と神経』63巻3号：211-221頁、2023年をもとに書き下ろし。

第2章　トラウマ処理とはどのような治療か
（原題：トラウマ処理総論）杉山登志郎編「発達性トラウマ障害のすべて」『こころの科学』増刊、29-37頁、2019年

第3章　新たな簡易型トラウマ処理プロトコールによる複雑性PTSD患者へのランダム化比較試験による治療研究
『EMDR研究』14巻1号、56-65頁、2022年

第4章　発達性トラウマ症と複雑性PTSD親子への家族併行治療
『児童青年精神医学とその近接領域』63巻3号、168-181頁、2022年

第5章　自我状態療法
『精神療法』46巻1号、19-23頁、2020年

第6章　子育て困難家族の臨床
『EMDR研究』12巻1号、18-25頁、2020年

第Ⅱ部　精神科臨床の課題と展望

第7章　精神医学の診断をめぐって
『そだちの科学』38号（特集・子ども臨床の課題と難題）、8-18頁、2022年

第8章　反応性愛着障害（reactive attachment disorder）
『小児内科』54巻増刊号（小児疾患診療のための病態生理3　改訂第6版）、694-697頁、2022年

第9章　発達障害の支援体制：児童精神科の待機問題
『月刊地域医学』37巻12号（特集・発達障害を地域で診る）、41-47頁、2023年

第10章　自閉スペクトラム症の診断を再考する
『そだちの科学』41号（特集・自閉スペクトラム症のこれから）、9-19頁、2023年

第11章　発達障害の「併存症」
『そだちの科学』35号（特集・発達障害と二次障害）、13-20頁、2020年

第12章　統合失調症と発達障害と複雑性PTSD
『そだちの科学』36号（特集・発達障害と統合失調症──その関係と異同）、2-10頁、2021年

終　章　平成を送る
『そだちの科学』32号（特集・発達障害の30年）、20-25頁、2019年

●著者────────

杉山登志郎（すぎやま としろう）

1951 年静岡市に生まれる。久留米大学医学部卒業。名古屋大学医学部精神科、愛知県心身障害者コロニー中央病院精神科、静岡大学教育学部教授、あいち小児保健医療総合センター保健センター長、浜松医科大学児童青年期精神医学講座特任教授を経て、現在、福井大学子どものこころの発達研究センター児童青年期こころの専門医育成部門客員教授。

著書に『発達障害の豊かな世界』（日本評論社、2000 年）、『子ども虐待という第四の発達障害』（学習研究社、2007 年）、『発達障害の子どもたち』（講談社現代新書、2007 年）、『発達障害のいま』（講談社現代新書、2011 年）、『発達障害の薬物療法─ASD・ADHD・複雑性 PTSD への少量処方』（岩崎学術出版社、2015 年）『発達性トラウマ障害と複雑性 PTSD の治療』（誠信書房、2019 年）、『テキストブック TS プロトコール─子ども虐待と複雑性 PTSD への簡易処理技法』（日本評論社、2021 年）、『TS プロトコールの臨床─解離性同一性障害・発達障害・小トラウマ症例への治療』（編著、日本評論社、2023 年）他多数。

はったつせい しょう りんしょう
発達性トラウマ症の臨床

2024 年 6 月 10 日　印刷
2024 年 6 月 20 日　発行

著　者　杉山登志郎

発行者　立石　正信

発行所　株式会社金剛出版
　　　　〒 112-0005　東京都文京区水道 1-5-16
　　　　電話 03-3815-6661　振替 00120-6-34848

印刷・製本　精文堂印刷株式会社

装画　渡邊沙織

装幀　装釘室・臼井新太郎

組版　古口正枝

ISBN978-4-7724-2044-0　C3011　　　　©2024 Printed in Japan

PTSD 治療ガイドライン［第3版］

［編］＝デイヴィッド・フォーブス　ジョナサン・I・ビッソン
キャンディス・M・モンソン　ルーシー・バーリナー
［監訳・訳］＝飛鳥井望　［訳］＝亀岡智美

B5判　並製　500頁　定価9,350円

本書では, 第2版以降の多岐に渡るPTSD研究を網羅している。
またガイドラインだけではなく, 治療活用上の課題も明記した
実践的な研究書となっている。

複雑性PTSDとは何か
四人の精神科医の座談会とエッセイ

［著］＝飛鳥井望　神田橋條治　高木俊介　原田誠一

四六判　上製　204頁　定価2,860円

本書は「複雑性PTSDの臨床」の発刊に併せて行われた
四人の精神科医による
座談会の記録と書き下ろしエッセイを収録。

複雑性PTSDの理解と回復
子ども時代のトラウマを癒すコンパッションとセルフケア

［著］＝アリエル・シュワルツ
［訳］＝野坂祐子

A5判　並製　190頁　定価3,080円

複雑性PTSDの症状やメカニズムをわかりやすく説明し,
自分へのコンパッション（思いやり）に焦点をあてた
セルフケアのスキルを紹介する。

価格は10％税込です。